荘道社

誰でもできる心のケア

リハビリテーション心理学
からのアプローチ

南雲直二

まえがき

　本書は心のケアの手法の一つである"2.5人称のケア"を著したものである。
　2.5人称のケアとは，「できるかぎり家族になりきって，通常の看護や介護などを行うこと」である。そのこと以外には何ら特別なことはしない。
　本来，家族は，他の誰よりも，相手のことを大切に思う心をもっている。それゆえ，家族において家族のためになされる日常のほんのちょっとした行為（例えば，食卓での箸の置き方や洗濯物のたたみ方など）にも思いやりが込められているものである。ましてや，ケアにおいてはなおさらである。
　本書を『誰でもできる心のケア』と銘打ったのは，一つには，特別な訓練も研修もまったく必要としないことを強調したかったからである。また一つには，ケアに携わる人は誰でも，最低限のこととして，こうしたケアをやっていただきたい，と願ってのことである。
　なお，本書は前書『今日（こんにち）の心のケア』の姉妹編である。前書が心のケアの方法論を体系的に著した理論編であるのに対して，本書は心のケアの方法論の一つを著した実践編のつもりである。両書を併せて読んでいただければ幸いである。

2015年初春

南雲　直二

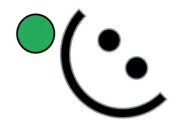

誰でもできる心のケア

もくじ

I章　心のケアって何？ …… 7
II章「2.5人称」の関係 …… 12
III章　実践マニュアル …… 25
　心得1：専門家は，まず，「想像の衣を脱ぐ」べし …… 28
　心得2：専門家のおごり，「おしはかる」 …… 31
　実践1：ベーシック・コース …… 35
　実践2：アドバンスト・コース …… 50
VI章　知っとく情報 …… 54

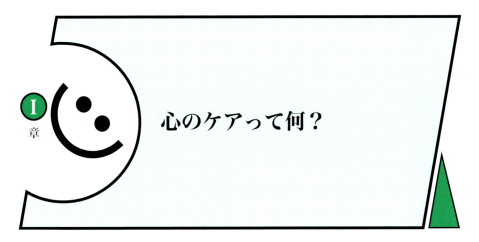

Ⅰ章 心のケアって何？

　ケアは英語の care を発音どおりにカタカナで表したものである。手元の英和辞典によれば，care には，
　①気がかり・心配
　②注意
　③特に力を入れる
　④世話・一時的に預かること
の4通りの意味があるという。
　ケアの対象は動物でも物でもよいようだが，ここでは，人間に限定して，辞書の意味を1つにまとめると，「（子どもなど）放っておくと心配なので，手許(てもと)に置いて，注意深く，しっかり世話をする」といった意味になる。本書では，これをケアの定義としよう。
　ケアにおいて，私がとりわけ重視しているのが，対人関係である。つまり，世話をする人が，世話をされる人との間に"家族のような人間関係"を結び，そうした人間関係のなかで日々の世話をする，というものである。言うまでもなく，家族とは，「私（本人）」と「あなた（家族）」という2人称の関係のことである。だから，家族でない第3者は2人称である「あなた」にはなり得ないが，しかし，第3者が「あなた」にできるかぎり近づくことによって，疑似家族的な人間関係を結ぶことができる。これが"家

族のような人間関係"である。今後はそれを"2.5人称[*1]の関係"と呼ぶことにする。ちなみに，家族以外の，例えば友人や隣人やまったくの赤の他人との関係が"3人称の関係"である。

意義

*1 2.5人称という言葉は，私の師である大田仁史先生の造語である。これまでも，何の断りもせず，かってに使わせてもらってきたが，せめて出所だけは明らかにしておきたく，ここに記す。ただし，言うまでもないことだが，本書の記述はすべて私の責任であって，大田先生にはいっさい責任はない。

本書でいう心のケアとは，2.5人称の関係において行われる世話のことである。通常の世話と違うのは，世話する人と世話される人とが2.5人称の関係で結ばれているということだけである。ということは，世話する人が世話される人との間に2.5人称の関係をとり結ぶことが心のケアなのである。

ふつう，心のケアは，精神科医や臨床心理士などの専門家が置かれているところでは，"密室（診察室，相談室，心理検査室，遊戯療法室など呼び方はいろいろ）"で，しかも，専門家と2人きりで行われることが多い。その際，専門家は，それぞれ特有な技法を用いて，"心の異常"に照準を合わせ，その回復を図ろうとする。また，心のケアの専門家を置いていないところでは，研修などを受けた人が，「オットメ（ルーティン・ワーク）」の時間外に，あるいは，オットメの合間の時間を割いて，その人に寄り添い，傾聴だとかアサーション[#1]だとかのカウンセリングをすることになる。

my辞書

#1 Assertion＝Assertiveness （自己表現・意見表明）
アサーティブネスは，人とのコミュニケーションの取り方の1つの形態であり，思想でもある。アサーティブネスとは，①攻撃的であることや，②受身的であることや，③欺瞞的，④作為的であることではない。コミュニケーションのこれら4類型は，自分と他人の「個人の境界」をどう扱うかという点で異なっている。
アサーション・トレーニングにおいては，自己主張に関するいくつかの過誤に対する心理教育から始まり，攻撃的な自己主張や不十分な自己主張との違いを明らかにしたうえで，適切な自己主張（＝アサーション）について学ぶ。方法としてはソーシャルスキルトレーニングと同じである。対人恐怖，社会恐怖やいわゆるバタードウーマンのように，自己主張に困難を感じている人が対象となる。（Wikipedia）

I章 心のケアって何？

　しかしながら，本書の心のケアにあたる人は，こうした特別なことはいっさいしない。通常のオツトメをこなすだけである。なるほど，通常のオツトメとはいえ，そこには 2.5 人称の関係の築きが含まれているのだから，「それは『特別なこと』ではないのか？」——こんな疑問をもたれる向きがあるかもしれない。結論を先に言えば，2.5 人称の関係の築きは特別のことではない。それは譬えれば，登山ルートの違いである。前半が急勾配で後半が緩勾配であるルート（A：2.5 人称の関係の築きを含むオツトメである），最初から終わりまで中程度の勾配が続くルート（B：通常のオツトメである），どちらも山頂までの所要時間や危険性が同じだとすれば，AとBのどちらを選ぶにせよ，そのための特別な装備も体力も必要とはしない。これが"特別なことはしない"という意味である*2。

意義
　*2 もっとも，人によっては，あるいは同じ人でも体調によっては，Aルートを選んだ場合，最初の急勾配で体力を著しく消耗してしまい，いくら休息しても回復できずに，登頂を諦めるということが起こり得る。これらは"特別なこと"から除外しているが，人による違いを考慮すれば，通常のオツトメに"＋α（プラス・アルファ）したもの"とするのが穏当かもしれない。

　こう言うと，今度は，あべこべに，「2.5 人称の関係を築くことがそれほど特別なことではないとすれば，そんなことで心のケアになるなどというのはマヤカシではないか？」と思われる向きがあるかもしれない。もっともな疑問である。たしかに，もっともであるが，しかし，むしろ本書全体にかかわる疑問なので，ここでの回答は"触り"に留める。

　一般に，関係性というものは，ある種の"心の苦痛"に即効性を顕すことができるし，また，それ以外にも，少なくとも新たな心の再建の基礎になることができる。例えば，前者の例として，恐怖や痛みの軽減をあげることができる。幼児が雷を怖がっているとき，あるいは，転んで膝を傷つけたとき，母親にギュッと抱きしめられて，「だいじょうぶ，だいじょうぶ」とか「痛いの痛いの飛んで行けー」とか，やさしい声で言われればたちどころに恐怖も痛みもなくなってしまう。ところが，見知らぬ女の人に同じことをされてもかえって不安になって，怖さや痛みがなくなるどころか別の恐怖にとらわれるかもしれない。少なくともそこには 2 人称（母親）と

9

3人称（見知らぬ女性）の関係性の違いがある。

　じつは，本書の心のケアは，こうした即効性（前者）よりもむしろ後者の新たな心の再建を支えることにより大きな効能をもっている。したがって，本書を読み進めてもらえば，そうした例の多くを目にすることができるので，ここでは後者の例示を割愛する。

　本書の心のケアは万能なものではないが，案外，適応範囲は広いものである。しかも，手法の習得には特別な訓練を必要としない。その手法とは，赤の他人（第3者）との間に2.5人称の関係をつくることであるが，多くの人にはそれほど難しいことではない。なぜなら，多くの人は家族のなかで育ち，やがて独立して別な家族をつくっていくからである。"誰でもできる"と銘打ったのはこの意味である。

　もっとも，世の中にはいろいろな人がいるもので，なかには家族といえども最小限の人間関係しかもちたくないという人もいる。なるほど，こういう人に本書の心のケアの実践者になることを期待するのはムリかもしれないが，しかし，こういう人にこそ本書の心のケアを身につけていただきたいのである。というのは，その人自身の今後の生活のためになるからである。人間関係をとり結ぶトレーニングだと思って，失敗を恐れずに，実践していただきたいものである。

　ところで，今日の医療においてケアの再活性化を提唱している1人に，アーサー・クラインマン*3がいる。クラインマンのケアの定義は私のものと似ているので紹介しておきたい。

　彼によれば，「（ケアとは）個人的なだけでなく集合的なケア（保護，実際的な援助，連帯意識など）をする人間的実践で，身体的，情緒的，対人関係的，精神的（モーラル）な支援を含むもの」だという。

意義

*3　Arthur Kleinman，1941年生まれ，米国ハーバード大学教授。精神科医であるとともに人類学者でもあり，医療人類学・文化精神医学のパイオニアとして知られる。
　〔Arthur Kleinman，江口重幸(編)：On Caregiving（ケアに影響を及ぼす文化的要素），週刊医学界新聞，第3076号，pp. 1-2，2014. 5. 19〕

おそらく彼の「対人関係的な支援」には"3人称の関係"も含まれているため,「情緒的,精神的な支援」を並べて記載したのであろうが,しかし,私のように,対人関係を2.5人称とすれば,彼の言いたい「情緒的,精神的な支援」はそこに含めることができるので,わざわざ併記する必要はないことになる。

　だとすると,私のケア論も,少なくとも同じ考えの持ち主が1人はいるわけで,あながち独断と偏見のかたまりとは言えないことになる。

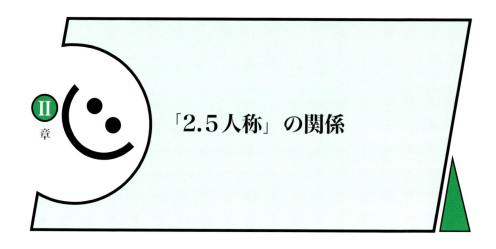

II章 「2.5人称」の関係

「人称」とは，文法の用語で，話し手や聞き手などの人の表し方である。ちなみに，話し手が1人称で，聞き手が2人称，それら以外の第3者が3人称である。思うに，人称は，会話（講演や討論も含む）において人を識別するためのものであって，必ずしも人間関係を表すものではない。しかし，日常の会話場面（例えば，カフェでの男女のカップルの会話）で，二人が自分や相手をどう呼んでいるかで，二人の関係はだいたい察しがつく。ふつう，男が自分を「オレ」と呼び，相手を「オマエ」（または愛称）で呼ぶならば，少なくとも男のほうは二人の関係を親密なものと考えていることがわかる。

私が本書で使う人称（2人称，3人称，さらには2.5人称）は，人間関係の親密さを表している。すなわち，2人称は，相手を「オマエ」や愛称（もっとひどい場合は「オイ」とか「ヤドロク」とか「ゴキブリ」とか……）で呼んでも許されるほどの親密な関係を表している。それに対して3人称は，2人称ほど親密ではない関係を表している。

A 家族 ── 2人称の関係の形成と維持

私の言う2人称の関係は家族である。家族における親密さの指標として，

私は好んで次の行動学的な測度を用いている。すなわち，「家族とは，お互いが，相手の思いを酌んで，その思いに沿って行動する」というものである。もっと平たく言えば，お互いの思いやりをお互いの行動から測ろうとするものである。つまり，私の言う思いやりのある夫婦とは，ふだんの生活のなかで，まず相手の思いを読みとり，次にその思いに沿った行動をさりげなく行うことができる夫婦のことである。

例えば，共稼ぎ夫婦の場合，ふだん食事を作るのは妻の役割であるとする。妻の様子がふだんどおりであれば（夫はそう読みとったとする），夫はいつもの「食べる人」であっても構わない。けれども，妻の様子がふだんと違う場合（例えば，疲れや体調が悪そうに見える場合），夫は妻に「早く食事の支度をしてよ」などと言ってはいけない。むしろ役割を交替して，夫は下手な料理でも作って，妻の身体を労（いたわ）らなければならない。これが自分の思いよりも先に相手の思いを読みとることである。

あべこべに，自分の思いを先行させるとは，例えば，夫が急にお茶を飲みたくなり，妻が何をしているのかなどまったくお構いなしに，「おーい，お茶」などと大声を出すことである。もっとも，考えようによっては，この夫婦において，思いやりを欠いているのは夫だけではないかもしれない。妻だって，家事で手が離せなければともかく，そうでなければ，いくら急とはいえ，夫の思いを察して，夫が「おーい，お茶」などと言う前にお茶を出すのも思いやりではないか。

さて，2人称の関係について，「形成」と「維持」の2つの側面から見ておくことにしよう。――まずは「2人称の関係の形成」から。

1）2人称の関係の形成

人は誰でも，家族をもとうとするとき，思いの酌み方や思いに沿う行動を相手から学ばなければならないし，また，相手から学ぶことができる。なお，「人は誰でも」とは言い過ぎで，障害によっては相手から学べないこともあり得るので，但し書き（「障害によっては……」）はいつも頭に入れておいてほしい。

お互いに，思いやり（思いを酌み，思いに沿う）を相手から学ばなければならないということは，それぞれの教科書になるのは１つしかなく，それは相手だということである。ここで忘れてはならないのは，自分と同様に相手も唯一無二の存在である，ということである。姿かたちやしゃべり方や立ち振る舞いのみならず，思いも，思いの酌み方もすべてその人独自なのである。したがって，相手から学ぶということは，極端な言い方をすれば，お互いにそれまで身につけてきた思いやりをいったんクリア（御破算）して，新しい家族としての思いやりを"０（ゼロ）"からつくりあげなければならない，ということである。

　もう少し言うと，私たちがなすべきことは，お互いに，それまで身につけてきた常識や社会規範などといったものを脱ぎ去って，いわば裸の自分を晒しあうことである。「猫」を被り続けていたり「狼」を隠し続けていたりしてはいけない。今日明日とはいかないまでも徐々に裸の自分をさらけ出していき，お互いに，正しく，相手への思いやりを育てあげていかなければならない，ということである。

　それでも相手の思いが読みとれないことがあるかもしれない。そんなとき，あまりお勧めしないのは，心理学や精神医学の本を読み漁ることである。たしかに，それらには人間一般に共通する心理が載っているが，しかし，それらはあくまでも人間一般に共通する心理であって，必ずしも唯一無二の存在である相手の思いそのものではない。それよりも私のお勧めは，思いに関連する相手の一連の行動を丸ごと模倣することである。そして，模倣後に起こる自分の心の変化をしっかり感じとることである。このとき感じとった心の変化が相手の思いである。

　先に私は，「人は誰でも，思いの酌み方や思いに沿う行動も，相手から学ぶことができる」と言った。それは人間の模倣能力を指してのことである。模倣というと，単なるモノマネを思い浮かべる人が多いかもしれないが，心理学では古くから重視されてきた心の働きである。ご多分にもれず，私も重視している一人であるが，とりわけ私が注目しているのが，心の共有につながる模倣の役割である。

　――昔むかし，珍しく父といっしょに風呂に入ったときのことである。

幼い私は，石鹸についた髪の毛を取ろうとしていた。見かねた父は，石鹸を私の手から取りあげると，「こうするんだ」と言いながら，石鹸で太ももの裏をスーッと撫でた。すると，驚いたことに，石鹸から髪の毛がきれいに除かれていた。さっそく私は，わざと髪の毛をつけて，父と同じように，石鹸を太ももの裏にすべらせてみた。結果は同じだった。石鹸はきれいになった。私はうれしくなった。父は，そんな私を見て，「軍隊で学んだことだ」と言った。今から思えば，そのときの私は，兵隊だった頃の父と同じような心（「あっ」という新鮮な驚き）を共有したのである。

　話を進める。――次の話題は，「２人称の関係の維持」について，である。

２）２人称の関係の維持

　２人称の関係はいったん形成されたらそれで終わりというわけにはいかない。なぜなら人間の思いというものは変化して止まないからである。そのため２人称の関係を良好に維持するには絶えざる努力が求められているわけであるが，じつは内外のさまざまな要因がそうした努力を阻んでいる。そうした要因のなかで，ここで取りあげるのは，一般にマンネリズムと呼ばれている内的な要因である。

　マンネリズムとは，本来，臨機応変であるべき心の働きが，決まりきった型に固定してしまうことである。思うに，マンネリズムは，"物（＝物的環境）"に対しては適応的であるが，しかし，"人（＝人的環境）"に対しては適応的ではない。なぜなら，"物"が自然に近ければ近いほど，それほどの大きな変化を見せないが，一方，"人"は，先にも触れたように，"物"とは比べ物にならないくらい短期間のうちに変化してしまうからである。

　一般に，行動が紋切り型になるということは，それまで払われていた余分な意識を最小限に抑えることにほかならないわけで，"物"の場合には，変化の時間がきわめてゆっくりしているため，行動から解放された意識は"物"のさらに外側の環境などに向けることができるようになる。そのため"物"の捉え直しやその結果としての今後の行動変容の判断材料につながることができる。一方，"人"の場合は，変化が比較的早いため，行動

変容が間にあわないということが起こり得る。そのため家族にマンネリズムが生じると良好な関係性を維持することが難しくなる。

マンネリズムについてもう少し触れておきたい。

日本語に「慣れっこ」という言葉がある。その意味は「（たびたびの経験に）すっかり慣れてしまって，あまり感じなくなっていること」というものである。"慣れの果て"あるいは"慣れの究極の姿"とでもいったところか。それはともかく，家族の思いやりに限定すると，慣れっことは，相手への思いの酌み方が"マンネリ化*4"した状態のことである。

こうしたマンネリ化は，なぜ，生じるのだろうか？

*4　マンネリズムに陥ったという意味

(1) マンネリ化の原因①――人間の習性

1つ目の原因は「人間の習性」である。たしかドストエフスキーだったと思うが，「人間は何にでも慣れる」*5 と言った。けだし名言であろう。しかし，先にも触れたように，とくに人間関係においては，こうした習性の行き過ぎを許してはならない。どこかで歯止めをかける必要がある。では，どこか？――その基準として，「慣れるのはよいが，慣れっこになるのはよくない」がよいと考えている。具体的に表せないので恐縮であるが，最小限の意識の一歩手前といったところか。

*5　しかしながら，「人間は本能が壊れた動物である」とも言われていて，昆虫のように「飛んで火に入る（＝自死）」ことはない。つまり人間には習性の暴走を抑制する習性も備わっているということである。だとすれば，人間には慣れっこになる前にマンネリ化を抑える仕組みが備わっていることになるが，私自身あまり深く考えてこなかったので，これ以上の議論は控えたい。

(2) マンネリ化の原因②――思い込み

2つ目の原因は「思い込み」である。この思い込みも人間の習性と言ってよいが，なかなか厄介なものでもある。例えば，夫がうっかり「（こ

の料理）おいしいね」と言えば，常々，夫の思いに沿いたいと望んでいる妻は「これが好物なんだ」と思い込んでしまう。そして，事あるごとに，その料理が夕食に出されることになる。夫もうっかり言ってしまっただけで，こう頻繁に食べさせられては，いささか食傷気味である。それでも，相当な手間ヒマをかけて作っている妻のことを思うと，なかなか言い出せない。このように思い込みは，いったん思い込まれるとなかなか変えられない性質をもっている。だから厄介なのである。

　では，思い込みを防ぐにはどうしたらよいのか？──先にも言ったように，思い込みは人間の習性なので，100％確実な予防法などあるはずはない。私たちがなし得る最良の方法は，事あるごとにお互いが，「これは単なる思い込みではないか」と疑ってみることである。また，お互いが自分の思いよりも相手の思いを先に酌むことを徹底することである。

(3) マンネリ化の原因③ ── 相手の思いを酌むことの事実上の停止

　3つ目の原因は「相手の思いを酌むことの事実上の停止」である。思い込みと似ているが，非なるものである。それは2人称の関係を放棄することである。当人が気づいているかどうかは別にして，結局，家族関係を終わらせることになる。一方，思い込みには2人称の関係を放棄しようとする意図がまったくないものであるが，結果として，家族関係の終焉につながってしまうことがある。それゆえ似て非なるものと言ったのである。それはともかく，相手の思いを酌むことの停止によるマンネリ化は話の趣旨が異なるので，これでやめる。

　本項の終わりに，もう一言，言っておきたい。くどいようだが，それは"お互いさま"ということである。慣れにせよ，思い込みにせよ，いずれも二人に等分の責があるということである。たしかに，相手が死体であれば，死体からは何の働きかけもないわけだから，独り，その人の思いの酌み方の問題になるが，しかし，相手が生きている人間であれば，その責を独りその人に負わすわけにはいかなくなる。多くの場合，二人それぞれに半分ずつの責任がある。つまり，「思いを酌むのはお互いさま」なのであっ

て，ということは，相手の思いの酌み方がマンネリ化した責任の半分は相手にもあるわけで，お互いに相手の思いやその酌み方がおざなり（＝マンネリ化）になっている，ということである。

B 2.5人称の関係

「私と私自身との関係が1人称の関係」である。「私と家族との関係が2人称の関係」であり，「私と第3者（私自身と家族を除いたすべての人）との関係が3人称の関係」である。

したがって，医療者などの専門家（専門職とも）と患者などの関係は，「"ほとんど"3人称の関係」ということになる（"ほとんど"と言ったのは，なかには医療者が自分自身や家族を治療する場合があり，これらを除いたためである）。

1）2人称と3人称の「間（あいだ）」って？

2.5人称の関係とは，本来3人称の関係にある人々（例えば，医療者と患者，介護者と要介護者，教師と生徒，などなど）が，できるだけ2人称の関係に近い関係性を保とうとすることである。念のため，もう1度，2人称の関係（＝家族）の定義を繰り返しておく。すなわち「家族とは，お互いが，相手の思いを酌んで，その思いに沿って行動する」ことである。

これを医療者と患者に当てはめると，①「医療者と患者とが，お互いに，相手の思いを酌んで，その思いに沿って行動する」になる。これが，医療者と患者における2.5人称の関係のいわば完成像であるが，もう少し条件を緩めて，②「医療者が，患者の思いを酌んで，その思いに沿って行動する」としても，2.5人称の関係性を満たしている，と言うことができる。

①と②の具体的な手続きについては，それぞれ，②「第Ⅲ章 実践1.ベシック・コースと，①「第Ⅲ章 実践2.アドバンスト・コース」を見ていただくことにして，ここでは別の側面（とくに3人称の関係との関連）から2.5人称の関係を見ることにする。

II章「2.5人称」の関係

　大袈裟に言えば，3人称の関係については，人類（ホモ・サピエンス）がその誕生から頭を悩ましてきた問題の1つであろう。「あなたの隣人をあなた自身のように愛しなさい」[#2]と録したモーセも，いったいどれほど隣人とのトラブルに悩まされたものやら。また，「和を以って貴しと為せ」[#3]と布告した聖徳太子も，第3者との暴力的関係（戦争か）にどれだけ苦慮してきたものやら……。それはともかく，隣人とのトラブルにせよ戦争にせよ，いずれも，今日でも問題であり続けていて，日本では，法律（例えば，隣人とのトラブルは民法，戦争は憲法）やら道徳やらで解決策を具現化してきたし，また，そうした努力はこれからも続けられるに違いない。

my辞書　#2　新約聖書マタイ伝22章34節〜40節の中の39節，旧約聖書レビ記19章18節
　　　　#3　十七条憲法

　大風呂敷はこれくらいにして，卑近な例から話を進めることにする。
　傍若無人という言葉がある。その意味は「まわりにいる人（第3者）などお構いなしに，自分勝手に振る舞うこと」というものである。例えば，最近ではあまり見かけなくなったが，3歳くらいの子どもがデパートのおもちゃ売り場に大の字に寝転んで大声で泣き叫んでいる光景をしばしば見かけたものである。傍若無人とはまさにこうした子どもの振る舞いのことである。そこには非難が込められている。まわりの人は非難の目を子どもや親（しつけが悪いとの理由で）に向けることになる。
　しかしながら，聞き分けのない子どもやよほどの変わり者でないかぎり，たいていの人は人前（第3者）では自分の行いを慎むものである。こうした慎みこそが，人間関係の最低限の要件である。傍若無人はこの要件を満たさない。だから非難されるのである。
　では，この人間関係の最低限の要件（＝3人称の関係）は何であろうか。私の好む言い方はこうである。

「自分にしてほしくないことは相手にもしない」

　――例えば陰口である。学級や職場で自分の悪口を言われて喜ぶ人はいない。陰口は「自分にしてほしくないこと」である。だから学級や職場での人間関係を維持するためにはクラスメイトや仕事仲間の陰口を言っては

いけないのである。この要件は，学級や職場や近所（とりわけ，向こう三軒両隣り）といった接触が避けられない状況にある場合，とくに重要である。

　じつは3人称の関係（＝人間関係の最低限の要件）を肯定的に言い直したものが2人称の関係である。ただ，ふつうに生活している場合，「自分にしてほしくないこと」は案外少ない。一方，「相手の思い」は，驚くほど多い。だから，どこまで相手の思いを酌むことができるか，そして，どこまで相手の思いに沿った行動をとることができるか，それによって同じ2人称の関係でも，親密の度合いは異なる。つまり，十分な思いやりが感じられる家族もあれば，あまり思いやりが感じられない家族もある，ということである。

　2.5人称の関係は，3人称の関係（「自分にしてほしくないことは相手にもしない」）を起点として，2人称の関係（「家族とは，お互いが，相手の思いを酌んで，その思いに沿って行動する」）を終点とするその線分上の1点で表すことができる。ただ，間違えてほしくないのは，2.5人称の関係とはその線分の中点ではないということである。つまり，「相手の思いを半分ほど酌んで，その思いに沿った行動をする」ということではない。むしろ2人称の関係にできるかぎり近づけてほしいのである。これを数字で表せば，「2.9, 2.8, 2.7……, 2.1, 2.09……」ということになる。もちろん，医療者と患者が家族にならないかぎり，「2」（2人称の関係）にはなり得ないわけであるが，しかし，限りなく「2」に近づけることができると考えている。

2）2.5人称の関係と心のケア

　医療者などの専門家の多くは，患者など[*6]との間に2.5人称の関係などもちえない，と感じるのではないだろうか。──例えばこうである。

　「第3者であるわれわれにはしょせんムリである。そもそも，家族になろうとする人たちは，一緒に生活することを許しあった仲である。だ

からこそ，お互いが，相手の思いを酌んで，その思いに沿って行動することもできるのだ．しかし，第3者であるわれわれは，そもそも出発点が違う．しかも，付き合いは職場内に限られているので，職場外や時間外のことは"与り知らぬ"で通せる．この点でも家族とは違う．それよりも，何といっても，われわれ専門家に求められているのは，それぞれの専門分野に特化した技術と知識である．だから，心のケアについては，その分野の技術と知識を身につけた専門家に任せるべきであって，われわれ門外漢が手を出すべきではない」

一見，一理も二理もありそうな意見ではあるが，私には屁理屈にしか聞こえない．それも，単に屁理屈を並べるだけであれば，いくら並べてもいっこうに構わないが，屁理屈とはいえ，実際の行動原理になっているから，困るのである．なぜ，困るのか，そのわけについては後回しにして，ここでは，まず，先の意見のどこが屁理屈なのか，私の"屁理屈"を述べることにする．その前に，多少唐突であるが，私の「生活」に関する考え方を説明しておきたい．

意義
*6 「患者」や「利用者」などとそれぞれの専門分野で呼び方が異なっていて，いちいち表記するには煩雑すぎる．そこで，以下では「障害者」と呼ぶことにする．ただ，本書では，主に身体障害を念頭に置いているので，知的障害や精神障害を思い浮かべている読者のなかには多大な違和感をもたれるかもしれないが，ご容赦願いたい．

私は，生活を家庭と仕事（職場）に二分し，家庭における生活行動（食事，排泄，入浴，睡眠，育児，介護，余暇活動など）を"カラダづくり*7"と総称し，職場における生活行動(実務，通勤など)を"モノづくり"と総称している．ちなみに，カラダづくりと呼ぶわけは，モノづくり（生産活動）に必要な身体（からだ）を調（ととの）えるという意味を込めているからである．

意義
*7 後でも触れるが，「カラダ」は，体（肉体）のみならず心（精神）を含んでいる．

専門家の立場からすると，職場は"モノづくり"の現場であり，また，

モノづくりに求められているのは専門的な技術や知識である。一方，障害者の立場から見ると，専門家の職場は"カラダづくり"の現場にほかならないわけである。だから，専門家のモノづくりは，障害者にとってはカラダづくり（ないし，"カラダづくりのお手伝い"）のことなのである。また，カラダというものはモノには完全に還元できないため，ここでいう専門家のモノづくりは，一般のモノづくりとは異なる，ある特殊性を帯びることになる。

　ある特殊性とは，人間の「思い」のことである。カラダ（人間）にあって，モノにはないもの，それが思い*8である。だから，本書でいう専門家のモノづくり（カラダづくりのお手伝い）に求められる技術や知識において，障害者の思いは欠かせないのである。裏返せば，思いを欠いているような技術や知識など専門家に求められているはずはないのである。

*8 近代以前は「魂」と呼ばれ，以降は「心」ないし「心理」と呼ばれている。

　これと関係する屁理屈が，「われわれ専門家に求められているのは，それぞれの専門分野に特化した技術と知識である。だから，心のケアについては，その分野の技術と知識を身につけた専門家に任せるべきであって，われわれ門外漢が手を出すべきではない」という件（くだり）である。

　なぜ，屁理屈なのか。第１の理由は，古典的な二分法に従って，人間を体（＝物）と心（＝私の言う"思い"）に分けることができると考え，また，実際，そのように分けている点である*9。第２の理由は，体と心はそれぞれ別物として扱えると考え，実際，そのように扱おうとしている点である。ただ，第１の理由だけであれば，とやかく言うつもりはないが，それが第２の理由（私が批判したいのはこちらである）の前提になっているから，批判の俎上（そじょう）に載せたのである。

*9 ちなみに，私の考えはあべこべで，体と心は一つのもの（これをカラダと呼ぶ）で，切り離すことができない。

　なるほど，専門家からすれば，心を抜きにすることができれば，体の扱

いが格段に楽になるのはたしかである。例えば，ケアの前に，いちいち「〇〇さん，これから，何なにをします」などと説明しなくてもよくなるので，自分のペースで事を運ぶことができるし，また，たとえどんな扱いをしても，痛いだの苦しいだの，ヘタだのナンだの言われないですむからである。しかし，実際には，心を抜きにすることなど到底できないので，多くの専門家は，自分の手に負える間は守備範囲として配慮するが，手に負えなくなると心のケアの専門家に任せることになる。

　問題はその守備範囲である。専門家のなかには，いつもと少しでも違う態度が見えただけでも，問題行動だとして心のケアの専門家の手に委ねようとする人がいる。暴言ともなればほとんどの専門家がそうすると言ってよい。しかし，私からすれば，こうした守備範囲の狭さは，心をないがしろにしているとしか思えない。すなわち，心を軽んじているのである。そのくせ，手に負えなくなると，途端に心のケアの専門家に頼ろうとする。こうしたところを見ると，内心では心に重きを置いていると言ってよい。なぜなら，内心では，体を動かしているものは心だと思っているからであり，それはとりもなおさず体よりも心のほうが重要だと考えていることになるからである。一方では，心を軽んじ，他方では，心を重んじる。これではダブル・スタンダードではないか。屁理屈と言ったのは，このダブル・スタンダードを指してのことである。

　ところで，先に私は，屁理屈を並べるだけならいっこうに構わないが，屁理屈を行動原理にされては困ると言った。屁理屈を並べるだけというのは，例えば，テレビ番組で「事件」が取りあげられ，コメンテーターと呼ばれる評論家が犯人像を推理したり，容疑者の動機などを解説したりすることがあるが，そうしたコメンテーターの発言のことを言っているのである。コメンテーターの発言は犯罪捜査に何の影響も与えないからである。

　一方，屁理屈を行動原理にするというのは，屁理屈に従った行動が当事者に決定的な影響を与える場合のことである。——例えば医療行為である。

　もし，医療者が一人の患者に，この薬を飲めと言ったり，飲むなと言ったりすれば，患者は戸惑うだけである。それと同じで，ダブル・スタンダードで行われる医療行為は，結局，患者にしわ寄せがいくことになる。患

者からすれば，ひどく迷惑な話である。だから困ると言ったのであるが，ほんとうに困るのは，もちろん，私ではなく，患者のほうである。

　さて「私の屁理屈」はこれくらいにして，いよいよ本章を結ぶことにする。私が言いたいことは次の2つである。

　第1は，医療者などの専門家は，患者などとの間に3人称の関係（「自分にしてほしくないことは相手にもしてはならない」）をもつだけで満足しないでほしい，ということである。なるほど，相手が隣人や店員，あるいは大家などであれば3人称の関係は申し分のないものである。しかし，相手が患者や要介護者，あるいは生徒などであれば3人称の関係では不十分である。なぜなら，相手が患者などであれば，医療者などの専門家は，私のいう"カラダづくり"のお手伝いをしているわけで，そこでは，患者などの「自分らしくありたい」とか「何者かになりたい」といった思い（夢とも）とかかわらざるを得ないからである。しかも，そうした思いは重いものであるのみならず，一人ひとりまったく別々であるため，その人の思いを酌まなければ，仕事にならなくなるからである。一方，隣人などでは，そうした思いにかかわる必要がまったくないか，あっても思いは軽いものである。

　第2は，医療者などの専門家が患者などとの間に2.5人称の関係をもつことは大変そうに思えるかもしれないが，案外，たやすく，誰でももつことができる，ということである。「たやすく」とは，講座や成書などから心のケアの手法を学ぶテマヒマと比べてのことであり，「誰でも」とは，やろうと思えば，大した努力をしないでも，やることができる，という意味である。

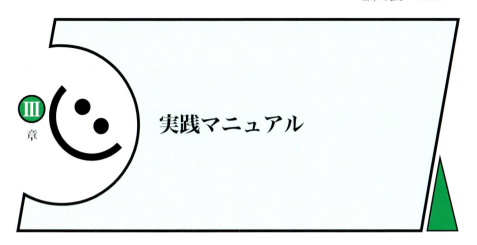

Ⅲ章 実践マニュアル

　ここでいう専門家とは，医療者（医師，看護師，理学療法士，作業療法士，言語聴覚士，義肢装具士，薬剤師など），保健関連専門職（保健師など），福祉関連専門職〔社会福祉士，介護福祉士，精神保健福祉士，介護支援専門員（通称・ケアマネージャー），いわゆる作業指導員・職業指導員，訪問介護員（通称・ホームヘルパー）など〕，労働関連専門職（職業訓練指導員，障害者職業カウンセラーなど），教師，および他の障害者関連専門職のことである。いずれも国や地方公共団体などから資格を取得して，それぞれの専門的サービスを障害者に提供している人たちである。

　これらの専門家の多くは，病院などの施設に勤務し，おおむね法律などに定められた範囲の専門的サービスを，日々，障害者に提供しているわけであるが，いずれの専門的サービスもそれを安全に提供するには高度のしかも深い知識や技量を必要とする。そのため，多くの人はマニュアルどおりに行おうとする傾向があるように見受けられる。そして，専門家のサービスの質の向上とは，マニュアルどおりに"逐一（どんなに小さな注意事項をも見落とすことなく）"，しかも"すみやかに"行うことである。

　私も賛成である。たしかに，マニュアルどおりに行うことによって，専門的サービスの質の「底あげ」を徹底することができるからである。ただ，1つだけ，忘れてはいけないことがある。それは，繰り返しになるが，相

手は心をもった人間であって，物ではないということである。
　ある病院でこういうことがあった。

> 「病棟看護師がチームを組んで，患者の汚物処理のよりよい衛生的方法を開発しようとしていた。なかでも消臭が最大の関心事であった。どの薬剤をどのように用いれば，高い消臭効果が得られるか，議論が重ねられた。ある日のこと病棟で失禁があった。チームのメンバーは患者の処置を終えると，兼ねてからの計画に従って，ベッドの消臭に取りかかった。傍らでは失禁の患者がポツンと座っていた」

——おそらく患者は恥じているに違いなかった。しかも，消臭にやっきになっている看護師の姿を目の当たりにして，自分がどんなにひどいことをしたのか，羞恥や自責の念を強めたに違いなかった。チームのメンバーの誰もがこうした患者の心を置き去りにしたのである。
　もっとも，看護師のチームはむしろマニュアル開発の仕事をしていたわけで，マニュアルどおりに事を運んだわけではないが，やがて近い将来，マニュアル化されるであろうから同じことである。
　一般に，専門的サービスの質の向上は，人のためのものである。（おそらく先の患者のように）人の心をひどく傷つけたならば，間違ってもそれは人のためであるはずはない。
　この事例では，マニュアルどおり（正確にはマニュアルの開発）に行った仕事が，結果として，その人の心を傷つけてしまう。本末転倒である。
　では，なぜ，こんなことが起きたのか。それは相手が同じ心をもった人間であることを忘れてしまったからである。相手が物であれば決して起こり得ないことである。もし，チーム・リーダーが，患者の立場に立って，患者の心を思いやることができたならば，患者の傍らで消臭効果の検証は行わなかったかもしれない。
　私が言いたいのは，どのような専門的サービス（ただし対人的サービスに限る）を行うにせよ，それは良好な人間関係をとり結んでから行うべきである，ということである。あるいは，そうできなければ良好な人間関係

をとり結びながら行うべきである，ということである。やみくもに専門的サービスを行ってしまえば，たとえそれが最良のものであっても，先の例のように相手の心を傷つけてしまうことが起こり得る。あくまでも良好な人間関係の形成を優先させなければならない。ちなみに良好な人間関係とは，最低限のものが3人称の関係（自分にしてほしくないことは相手にもしない）であり，もっとも望ましいのが2.5人称の関係（お互い[*10]が，相手の思いを酌んで，その思いに沿って行動する）である。

意義

[*10] といっても，当初は専門的サービスの供給者である専門家が受給者である障害者を思いやることから始めなければならない。

ところで，もう一言，言っておきたいことがある。それは，次を読んでもらえばわかるように，2.5人称の関係をとり結ぶことは，それほど大きな業務変更を必要とするものでもないし，また，業務の個人負担の増大をもたらすものでもない，ということである。だから「めんどくさい」とばかり尻ごみしないでもらいたい。むしろ「そんな簡単なことで，ほんとうに2.5人称の関係が築けるのか」と疑問視されそうなくらい簡単なことである。

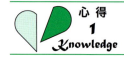

心得 1 Knowledge 専門家は,まず,「想像の衣を脱ぐ」べし

実験室に入る際は,コートを脱ぐように想像の衣を脱げ。また,実験室を出たときに,コートを着ると同時に,再び想像の衣を着けよ。

これはフランスの生理学者クロード・ベルナール[#4]の言葉である。

たしか学生の頃に読んだのであるが,40年以上経った今でも私の記憶に残っている印象的な言葉である。「想像の衣を脱げ」とは,前日までの作業仮説をいったん白紙に戻して,おそらく「顕微鏡下で生じている現象をありのまま,細大漏らさず,観察・記録せよ」ということであろう。

my辞書

[#4] Claude Bernard（1816〜1878）は,フランスの医師・生理学者。上記の言葉は『実験医学序説』(1865年)に記されたもの。
近代生理学の生みの親と言われ,医学を科学にしようとした。また,正常と異常の間は連続していることを初めて説いた。ルイ・パスツールとともに,低温殺菌法の実験を行ったことでも知られる。〔Wikipedia〕

思うに,ベルナールの言葉は,一般の臨床家(専門家)にとっても心しなければならないものである。だとすると,日々の臨床に携わる専門家にとって,想像の衣を脱ぐとはどういうことであろうか。私の考えはこうである。とくに初対面の場合,それまで学んだ障害に関するいっさいの知識(教科書的な知識のみならず経験から学んだ知識)を白紙に戻すことである。そして,それまでに身につけた技術だけで業務を遂行することである。——例えば運動麻痺である。

おそらく専門家の知識はこうであろう。麻痺は思いどおりに動かせない神経症状のことであり,さらに言えば,麻痺は痙性麻痺と弛緩麻痺に分けることができる。痙性麻痺とは,脳卒中や脊髄損傷など中枢神経の損傷(主に錐体路の損傷,すなわち,脳の運動野を発し脊髄を下降する第１次運動ニューロンの損傷)によるものであり,神経支配除去が生じた部位の筋緊張は保たれている。そのため脳卒中の患側の筋肉に刺激を与えると筋

肉がかってに収縮する*11。

意義
*11 脊髄における反射弓が無傷なため，筋肉が機械的に伸ばされると反射弓の活動によって筋肉は反射的に収縮する。ちなみに，弛緩麻痺は肩や膝の挫滅などに伴うものであり，第2次運動ニューロン（脊髄の前角を発し筋繊維に達する）が損傷されるため筋肉は弛緩し，決して収縮することはない。

　これは専門家にとっては当たり前の知識である。だから，こうした筋肉の収縮は麻痺の回復とはまったく結びつかないことを専門家はよく知っている。しかし，そうした知識をもたない障害者にとっては，筋肉のそうした収縮は麻痺の回復の兆候ではないかと勘違いさせるものとなる。すると，専門家はここぞとばかり，障害者に向かって麻痺の知識を講義しはじめる。障害者はキョトンとしている。

　この場面（架空であるが）では，専門家と障害者との間にコミュニケーションの断絶が生じている。しかし，専門家の多くはそのことに気づかない。それゆえ専門家はそのことの重大性にも気づく由もないが，お笑い芸人であれば命取りになりかねない（お笑い芸人はこうしたことを「すべった」と言う）。

　要は，専門家の言葉が障害者の心に届いていない，ということであるが，一度でもこういうことが起きると，それが専門性にかかわるものだけに，障害者はこう思うようである。

　「あなた方にはわかりっこない」——そして障害者は心を閉ざす。

　じつは，専門家の知識としての麻痺と障害者の実感としての麻痺とはまったくの別物である，ということに多くの専門家は思い至らないのである。私が学んだところによれば，障害者の実感としての麻痺とは，身体のその部位がなくなったと感じられる，ということである（身体消失感とか身体失認と呼ばれる）。したがって，身体そのものがないわけであるから，なぜ思いどおりに動かせないかを説明されても，まったくピンとこないのである。ちなみに身体消失感は"一生モノ"である。

　麻痺に限らず，障害に関する障害者の実感のほとんどは，専門家の知識とは別物である。だから，専門家のほんとうの教科書は障害者であって，その道の権威が著した教科書ではない。ベルナールが自然を教科書とした

ように，専門家は障害者一人ひとりを教科書としなければならない。しかも，よりいっそう深く学ぶためには，知識は邪魔になるだけである。だから，知識，すなわち，想像の衣（ころも）を脱ぐ必要があるのである。

　専門家の心得として，知識面に関して，決して"教え屋"になってはならない。あくまで"教わる人"でなければならない。ただし，技術面に関しては，たとえそれが繰り返しであったとしても，その都度，障害者が納得するまで，相手の顔を見ながら，わかりやすい言葉で，丁寧に説明しなければならない。

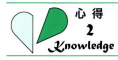

心得 2 Knowledge　専門家のおごり，「おしはかる」

　この項は，前項（心得1「想像の衣を脱げ」）で言い足りなかったところを障害者の"心"から補足を加えたものである。そこで，まず，心について少し触れておきたい。

　本書で扱う心は，"習慣"とでも言うべきものである。歩くことであったり，歯を磨くことであったり，あるいは，鼻をかんだり，あいさつしたり，泣いたり笑ったり，おしゃべりしたり，ゲームをしたり，テレビを見たり，自転車に乗ったり，考え事をしたり，行く末を思い悩んだり……，要するに，じつに習慣的に繰り返される日常行動である。

　「これが心と言えるの？　運動や動作とどう違うの？」とあきれる読者も多いかと思う。実際，呼び方が違うだけで，実体は同じである[*12]。そこで，私は，こうした行動が心であることを強調するために，わざわざ"心の型"などと呼んでいる。

意義　*12 これまで私は，ずっと，心を身体と区別する考え方（これを心身2元論という）を批判し，心身1元論を唱えてきた。したがって，霊魂も霊的なるもの（スピリチュアル）も，精神分析における専門用語としての無意識も，私の言う「心」からは除いてある。

　心の型はすべて見よう見まねで身につけていくもので，最終的には"その人らしさ"を醸し出すまでに至るが，そうなるには毎日繰り返しても，10年単位の年月を必要とする。心の型の形成においてもっとも大事なことは，誰をモデルとするか，そして，そのモデルをどれくらい真剣に見つめられるかである。もっとも，幼いうちはモデル（ふつうは親である）を選べないが，しかし，とりわけ後年になるに及んで，例えば職人の世界では，一流の職人になるためには，あこがれの人（名人）の下で，その人の技の全部を「盗む（真剣に見つめる）」ことが求められる。

　ところで，私が，自分の箸の持ち方が人と違うことに気づいたのは，小学校の4，5年のときであった。それまでは，親指と人差指で箸をつまみ，

片方を中指のペンダコの上に乗せて、主に人差指を動かして、箸を使っていた。おそらく私は誤った見よう見まねをしていたからであろう。ところが、ある日、クラスメートの箸づかいが目に飛び込んできた。驚いた。その日から、親指と人差指と中指で箸をつまみ*13、片方を薬指に乗せるという"一般的な"箸づかいを練習しはじめた。今では一般的な箸づかいをしているが、やろうと思えば、以前の箸づかいでも同じようにゴハンを食べることができる*14。もちろん、一般的な箸づかいのほうが、きれいにしかも早く食べることができる。それは一般的な箸づかいのほうが理にかなっているからである。

意義

*13 この把握は精密把握（プレシジョン・グリップ）といい、一般的なものである。ちなみに、人類に共通の把握は2種類しかなく、1つがこの精密把握であり、もう1つが力把握（パワー・グリップ）である。
*14 この事実は、私にとって重要である。私の箸づかいには一般的なものと特殊なもの（以前の箸づかいのこと）の2つがあって、それぞれが心の型として定着しているということである。さらに言えば、いったんできあがった心の型は、不使用の期間が長くとも（私の場合は50年以上）、いつでも賦活することができる、ということである。これを教訓とすると、とくに稽古ごとではマチガッタ心の型を形成させないことが肝要で、それには、正しいモデルに倣って、その型を繰り返し繰り返し練習することである。

　心の型を正しく形成するということは、その行動が素早くしかもスムーズに遂行されることであるが、じつはその裏に隠れているもう1つ重要なことがある。それは心の型の"意味"にかかわっている。すなわち"意味"とは、例えば、箸づかいのような道具の使用を込みにした心の型の場合、道具づくりの職人がその道具に込めた思いのことである。思うに、箸の先端を尖らせているのは、茶碗にこびりついた米粒の1つひとつを残らずつまむことができるように、あるいは、魚の小骨の1つひとつを取り除くことができるように考えているからに違いない。もちろん、そうした前提として、職人が念頭に置いているのは一般的な箸の持ち方であって、決して子どもの頃の私のような持ち方ではない。したがって、何の苦もなく、米粒を1つも残さず、あるいは魚の骨についた僅かな肉片も残さずにきれいに食べ終わったときに、職人の思いを感じとることができるのである。

これが"心の型の意味がわかる"ということである*15。

意義 ＊15 例えば，箸に限らず，ふだん使っている道具を買い替えるとき，しっくりするとか，手に馴染むといった感じをもつことがある。こうした感想もまた心の型の意味について言及したものである。

　これを一般化すれば，心の型を身につけたということは，同じ心の型を身につけている人との間で，お互いの身体がわかりあえるものになった，ということである。かつて私は，こうした同じ心の型を介して行われるコミュニケーションを身体的相互了解性と呼んだ。わざわざ"身体的"という名称をつけたのは，コミュニケーション領域（とりわけ相互了解性）においては言語（ジェスチャーなどのボディ・ランゲージを含む）ばかりが注目されている現状に小さな一石を投じたかったからである。だからといって，誤解のないように言っておくと，私は，その領域における言語の役割を過小評価するものでは決してない。

　さて，ここからがいよいよ本題である。
　障害を心の型から捉え直すと，たしかに，麻痺や切断や不随運動が障害そのものであるが，しかし，それと同時に，障害部位を含んで形成されていたすべての心の型も"損傷（むしろ喪失と言うべきか）"されるのである。例えば左手の切断の場合，片手を失っただけでなく，食事のときに茶碗を持つとか，調理のときにフライパンの柄を握るとか，靴の紐を結ぶとか，そうしたこまごまとした，しかし，生活に不可欠な，無数の心の型もすべて失ってしまうのである。
　こうした心の型の喪失は，コミュニケーション領域において，2つの重大なギャップをもたらす。1つは，「自分の身体とのコミュニケーション・ギャップ」であり，もう1つは，「他者（とくに健常者）の身体とのコミュニケーション・ギャップ」である。前者は，自分の身体がわからなくなること（多くの障害者は「今の自分はまったくの別人」などと表現する）であり，後者は，他者（健常者）とわかりあえなくなる（身体的相互了解性の破綻）ことである。

他者（健常者）とのコミュニケーション・ギャップで問題になるのは，障害者ではなく，むしろ専門家のほうである。なぜなら，障害者は自分の身体がわからなくなっているのだから，他者（健常者）のことなど考えようもないからである。一方，専門家の心の型は，むろん，無傷である。だから，専門家が障害者とは身体的にわかりあえなくなったことに思い至らず，あたかもわかりあえているかのように振る舞っていれば，遅かれ早かれ，障害者から「あなた方にはわかりっこない」などといった言葉を頂戴することになる。

　専門家は，障害者自身がそう思っているように，障害者の身体は未知のものであると心得るべきである。そして，無心になって，障害者一人ひとりからできるかぎり多くのことを学ぶことである。こうした心得ができていれば，障害のない自分の身体の経験から障害者の心を推し量るといった愚行*16を犯さないですむし，ましてや知識の受け売りなどといった最悪の愚行を避けることができる。

意義

*16 例えば麻痺患者の多くはしびれを訴えることがあるが，それに対して，専門家が葬儀での長時間の正座などの自分の経験から「しびれはつらいですね」などと同情することがある。いやしくも専門家なら質の違いに気づくべきである。障害者のしびれの多くは回復しないものであり，障害者自身もそう実感している。一方，専門家のしびれは一時的なものであり，専門家自身もじきに回復するといった実感があるものである。ここに質の違いがあり，この違いを無視した同情は知ったかぶりの愚行にすぎない。もちろん，"推し量る"ことすべてが愚行になるわけではないが，その多くは愚行に終わるものである。

Ⅲ章 実践マニュアル

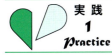

ベーシック・コース

1.「戸惑い」へのケア —— 顔なじみになる

　一口に障害者の心といっても，さまざまなものがあるが[*17]，ここで取りあげるのは「戸惑い」である。戸惑いは誰にでも見られるありふれたものであるが，とくに障害者では留意すべき心理状態の1つである。なぜか？——まずは，その理由から入ることにする。

意義
　　*17 例えば，病的なものでは，昔，脊髄損傷者の受傷後に起こり得る精神障害を数えあげたら，米国の診断基準（DSM-Ⅳ-TR）のほとんどに該当していて驚いたことがある。

　私の考えでは，障害とは，"無数（誇張しすぎか）"の心の型が損傷された（むしろ喪失と言うべきか）状態のことである。心の型の損傷（喪失）は，一方では，すっかり変わってしまった自分の身体に対する戸惑いを強め，それと同時に，もう一方では，生活に対する戸惑いも強めることになる。このように身体への戸惑いと生活への戸惑いは表裏をなすものであり，いずれも身体や生活に慣れることによって解消することができる。というよりもむしろ慣れる以外には解消できないものと言うべきか。そして，慣れるまでにはことのほか長い年月（10年単位か）を要する。

　さらに言えば，人生全体を俯瞰的に見れば，身体も生活も大きな変化をこうむることになる。例えば，10歳で受傷した子どもは，10年後には20歳になるわけで，その間に疾風怒濤の思春期を経ることになり，身体は大きく変化する。また，50歳で受傷した人は，20年後には70歳になるわけであり，身体は加齢に伴って大きく変化する。こうした身体の変化は，たとえ生活環境が同じであっても，生活への戸惑いを強めることになる。

　結論的に言えば，専門家は，自身の障害者観の1つとして，「障害者は常に戸惑っている」ということを頭の中に刻みつけてもらいたいのである。

専門家は，迷子（まいご）の子を扱うように，いつでも障害者に寄り添い，温和な表情（笑顔がもっともよいが，そうできなければかたい表情でなければよい）で，穏やかに話しかけることを常とすることが大切である。そして，決してやってはいけないのが，かたい（こわばった）表情だったり，冷たい表情だったり，あるいは，怒ったり，叱ったり，説教したり，キンキン声だったり，きつい口調だったり，——いずれも温和さとか穏やかさとは対極にあるものである。念のために言っておくと，障害者が故意に悪いことをした場合はこの限りではない。

　さて，この心のケア実践の第1歩は，専門家が障害者の身になって生活環境を見直してみることである。ここでいう生活環境とは，在宅以外の，病院や老健（正式には介護老人保健施設）などの施設のことである。たしかに，専門家（新人は除く）にとってはよく馴染んだ職場環境であるが，しかし，障害者にとってはまったく馴染みのない（むしろ未知と言うべきか）生活環境である。しかも，多くの障害者にとって，生活時間構造がそれまでとは大きく異なったり，あるいは，食事や活動に制限が加えられるなど生活の質もそれまでとは大きく異なったりして，生活への戸惑いは新人の頃の専門家とも比べ物にならないくらい重大なものである。

　「喉元過ぎれば熱さを忘れる」という諺がある。これと同じで，人間，慣れてしまえば慣れる前のことはあらかた忘れてしまう。「初心忘るべからず」というが，所詮ムリな話で，だいいち，人間の心というものは忘れるようにできているのだから仕方がない。そのわけは，慣れ（心の型の熟練化）とは，それに向けていた意識（私の言葉では「監視の自己」）を最少のものにするからである。つまり慣れとは，行動のときの，ああでもないこうでもないといった意識の関与を最小限に抑えることであり，それはまた，その行動をエピソードとして記憶に残りにくくするものでもある。例えば，自動車や家のドアのカギを掛けたかどうかどうしても思い出せないことが，その実例である。

　（職場環境としての）施設に慣れっこになった専門家に「（新人の頃の）戸惑いを思い起こせ」と言ってもムリである。たとえ思い起こせたとしても多くは断片的なものにすぎないし，また，そうでなくても，異なる身体的

条件(障害の有無)の下での経験といったものは単なる"知識(＝想像の衣)"にすぎないものだからである。前にも触れたように，専門家が知識を振り回すことは禁物である。かといって，障害者が自らの力で施設に慣れるのを待っているわけにもいかない。専門家は，障害者が施設利用を開始した当日から，それぞれの専門サービスを提供しなければならないからである。

　結論を先に言えば，専門家は障害者の生活環境の変化に対する戸惑いへのケアを基本的な技術として身につけなければならないのである。仮に，専門家がこうしたケアをないがしろにして，専門サービスを供給し続けるならば，障害者の側からは，それがまるで人間の皮をかぶったロボットがしているように見えてもおかしくはない。それのみならず，障害者もまた自分を物であるかのように思い做すものである。これではいけない。せっかくの専門サービスも水の泡である。

　こうした戸惑いの解消には，むろん，慣れてもらうよりほか仕方がないが，もっとも即効性があるのが"人慣れ"である。なかでも"顔慣れ"がその大半を占める。生活の場としての施設やその中での生活時間構造の大きな変化に慣れるには驚くほどの時間がかかるが，専門家の顔に慣れるのは驚くほど短時間ですむ。ちなみに，専門家の顔が，悪く思っていない身内や知人の顔に似ている場合は，慣れへの時間はさらに短縮する。ましてや専門家の顔が"好み(＝タイプ)"であれば，慣れというよりもむしろ近づきたい思いのほうが勝るものである。

　顔に慣れてもらうには，とにかく顔を見てもらわなければ話にならない。そのためには，明るい大きな声で，これから行う専門サービスの概要を障害者に伝え，また，サービスの実行時にも，明るい大きな声で，今，何をしているかをできるかぎり実況していくのが手っとり早くかつ確実な方法である。ここでのポイントは"声"であり，とりわけ"明るく，ちょっと間延びしたような，大きな声"が望ましい。そうした声は，そうでなくとも緊張を強いられている障害者の緊張を和らげ，それと同時に，短時間とはいえ一緒にいることが許せるような気にさせる効果をもっているからである。そのため障害者は声の主に関心のまなざしを向けることになる。あ

べこべに"暗い小さな声"では緊張は増大する一方であり（"無言"ではなおさら），多くの場合，たしかに，声の主に一瞥を与えることになるが，それは，憎悪のまなざしである。

　明るく，大きな声かけを数回繰り返せば，顔に慣れてもらえる。顔に慣れたかどうかは，専門家が視野に入ったときは必ず，障害者が穏やかな表情（必ずしも笑顔でなくともよい）で，専門家に視線を向けることがそのサインである。

　ところで，私は，先に，顔慣れは人慣れの大半を占めると言った。その場合の人慣れとは，戸惑いへのケアにかかわるものである。本来の人慣れとは，専門サービスの技術的側面にかかわるものであり，手技を上手に行使できる専門家に生じるものである。あべこべに手技の下手な専門家には，どんなに人柄がよくとも，人慣れなど生じることはない。それだから，専門家は，日々の実践のなかで，障害者の誰からも喜ばれる熟練のワザ（安心安全であるのはもとより）を磨いていく必要があり，そのためには教わったことを忠実に身につけていくばかりでなく，すぐれた手技を持つ仲間などからワザを盗むことも必要である。

 2. 下手につくアプローチ —— 左手の法則

　ここでの話題は，専門家はどの方向から障害者に近づく（＝アプローチ）のがよいか，についてである。

　結論を先に言えば，専門家は自分の左手側から障害者に近づくのがよい。例えば，障害者がベッド上に仰臥位（仰向けに寝ている状態）でいるとき，専門家はおおむね4方向から近づくことができる。すなわち，

　　①障害者の頭の後方
　　　　→ただし，多くの施設では頭部側のベッド柵は壁面に密着しているため，この方向から近づくことはできない。
　　②障害者の足元側
　　③障害者の右手側
　　④障害者の左手側

である。とりわけ顔に慣れてもらうまでは，③障害者の右手側がもっともよいことになる。障害者の右手側がすなわち専門家の左手側にあたるからである。

　私は，専門家が自分の左手側から相手に近づくことを"下手につくアプローチ"と呼んでいる。ある辞書によれば，下手とは「人の下風に立つことであって，決してでしゃばらないこと」であるという。また，同じ辞書に掲載されている慣用句に「下手に出ればつけあがる」というのがあって，その意味は「へりくだった態度をとると，それをよいことに，相手が傲慢な態度をとる」ことだという。これを専門家・障害者に置き換えると，「専門家がへりくだった態度をとると，それをよいことに，障害者が傲慢な態度をとる」ということになる。もっとも，障害者が専門家に対して傲慢な態度をとるのはよほどのことであって，そうしばしば起こることではない。だから，「障害者が傲慢な態度をとる」というよりもむしろ「障害者がいい気になる」あるいは「障害者が対等の気持ちになる」くらいの意味づけのほうがよく，この意味であれば，私が，専門家・障害者間の関係においてもっとも望んでいる"下手につくアプローチ"になる。

　ところで，"下手につくアプローチ"とは，"しぐさ"によるコミュニケーション（一般にはボディ・ランゲージと呼ばれる）のことで，それはまた，言葉以上の影響力をもちえるコミュニケーション・ツールである。米国のある州にスポーツ留学していたある日本人選手は，3年間の留学中"3つ"の単語しか話さなかったという。おそらく"しぐさ"によるコミュニケーションを身につければ，異文化での日常生活も何とかやっていけるということであろう。考えてみれば，セックス（2人以上で行う性行為）をコミュニケーションの観点から見直すと，たしかに，しぐさが大きな役割を担っていて，言葉の役割は小さい。だからといって，コミュニケーションにおける言葉の重要性を貶めるつもりは毛頭ないが，ことに対人サービスに携わる人には，くれぐれも"しぐさ"の大切さを忘れないでほしい。

　"下手につくアプローチ"にはさまざまなものがあるが，その多くは"見る"ことにかかわっている。

第1は"見てはいけない"というものである。古来，神や天皇や将軍などは，原則として"見てはいけない"もののようである。江戸時代，将軍に仕える医師でさえ，診察や診療のとき，目隠しのため布で自分の顔全体を覆っていたということである。今日でも，この名残が残っていて，例えば，お偉いさんとすれ違うときの黙礼（頭を下げるしぐさ）などもその1つである。

　第2が"見る方向"である。これには2つあり，"上下（じょうげ）"と"左右（さゆう）"である。"上下"の"上"とは，仰ぎ見たり，見上げたりすることで，敬意を表す視線である*18。あべこべに"下"とは，見下（みくだ）したり，下に見たりすることで，言葉は悪いが蔑意を表す視線である。

意義　*18　1つの例外は「上目（うわめ）遣い」であり，これは敵意を表すものとされる。

　私が小学生の頃，学校の前の道路を皇太子と美智子妃（2015年現在の天皇と皇后）を乗せた御車が通るので手旗を振るように言われたことがある。そのとき，2階以上の窓から手旗を振ることは厳しく禁じられたことを，今でも覚えている。小学生の子どもにそんな気持ちはなくとも，視線を下方に向けることそれ自体が，見下すとか蔑視するといった意味を含んでしまうので，それを避けるために2階以上の窓から手旗を振ることを禁じたようである。たしかに，見られるほうからすれば，「見下されている」感じが否めないようである。例えば，車イスの障害者がよく言うことだが，車イスからでは目の高さが低くなるため，「（周囲から視線が飛んでくると）いつも見下（みくだ）されている感じがして仕方がない」と言う。

　実は，"上下"のほうは今日（こんにち）でも"生きて"おり，多くの専門家は「上から目線」を避けるしぐさを身につけているので，私はあまり心配していない。ところが，"左右"のほうは今日（こんにち）ではすっかり忘れられている感があり，とくに専門家は心しなければならないように思える*19。

　ところで，先に結論を述べたように，"左右"においても上下関係があり，左が上位で，右が下位である。この左上位の思想は，古代律令制（飛鳥時代）において採用されたものらしく，律令制においては，天皇の下に左右

の太政大臣が置かれ，天皇の左手側に位置する左大臣が右大臣よりも上位とされた。左上位の思想は，時代を経るに従い，やがて慣習として庶民の生活の中に浸透していったようである。芝居や落語では，演者の左手側（観客の右手側）が上(かみ)であり，演者の右手側（観客の左手側）が下(しも)である*20。落語家は噺(はなし)の中の人物を一人で演じるわけであるが，例えば，長屋の大家と店子(たなこ)（八っさんや熊さん）が会話を交わす場面では，大家が話すときは顔を右に向け（観客からは左），店子のときは顔を左に向ける（観客からは右）。左上位なのである。もちろん，噺の時代背景を考えてのことで，当時（明治末期から昭和初期にかけてか）の社会風潮としては，大家のほうが店子よりも上位にあったからである。

意義

*19 しぐさによるコミュニケーションは，言葉によるものと違い，先の「見下ろす視線」で見たように，本人（送り手）がまったく意図していない意味を相手（受け手）に伝えることがある。一般論はともかく，専門家・障害者間においてこうしたコミュニケーション・ギャップが生じた場合，責めを負うべきは専門家自身である。専門家たるもの，障害者に向きあうときは必ず「李下に冠を正さず」と自分に言い聞かせるべきである。
*20 ただし，能舞台は，歌舞伎などの舞台と違って，左右対称になっていないが，演者が登場・退場する橋掛りは本舞台の演者の右手側（観客の左手側）に設けられており，本舞台が上，橋掛りが下という関係は維持されているように見える。

　専門家が自分の左手側から障害者に近づくアプローチを"左手の法則"と呼ぶことにしたい。「そのほうが覚えやすいのでは」と考えてのことである。"左手の法則"は下手(したて)につくアプローチのなかでももっとも単純かつ効果的なものである。とくに，顔なじみになるまでは原則として実行してほしいものである。ただし，言うまでもないかもしれないが，"左手の法則"はあくまでも日常の原則（むしろ望ましいコミュニケーション維持と言うべきか）であって，障害者の転倒や誤嚥などの非常の際には，むろん，禁忌である。非常の際には，ともかく損傷の防止や損傷を最小限に止めることが求められるので，日常とはまったくの別次元である。
　余談を1つ。
　世界的名画の1つに「モナリザの微笑み」がある。フランスのルーブル

美術館の特等席ともいえる場所に展示されている。作者はレオナルド・ダビンチである。レオナルドはイタリア人であるが，晩年，フランソワⅠ世（フランス王）に懇願されて，彼の館で絵画を作成することになる。ただし，「モナリザ」はレオナルドの私的なものだったようで，誰に見せることもなく（おそらく手放す気はまったくなかったのだろう），30年の長きにわたって（死の直前まで），日々，筆を入れ続けたと言われている。

　レオナルドはどんな気持ちで「モナリザ」を描いたのだろうか。思うに，そのヒントは，モナリザがいくぶん左を向いて微笑んでいる，まさにそこに隠されている。これを"左手の法則"から読み解くと，こうである。つまり，"左"を向かせたのは，画家である自分を敬愛しているという意味（あるいは，そうあってほしいとの画家の思い）が込められている，ということである。しかも画家は，モナリザをより現実のものにするために，毎日，少しずつ色を重ねていったのであろう。そうした画家の思いの大きさというか強さというか，それが天才の技量の限りを尽くして，描き続けさせたのであろう。

　一方，「モナリザ」と対照的なのが岡田三郎助の「支那絹の前」（1920年）である。画家の妻の肖像画である。驚くのは，表情もさることながら，顔はまるで何ものかを避けるかのように右方に向き，視線はそのさらに右方に向いていることである。「この夫婦は危ないな」と思っていると，案の定，解説書によれば，その6年後に，妻は画家の許しを乞い，家を出たという。

3. 2.5人称のケア ── 思いを酌み，思いに沿う

　ここで取りあげる"思い"は比較的持続する心理であるが，一般的によく知られているものと一般的にはあまり知られていないものとに大別できる。一般的によく知られているものの代表が悲嘆であり，従来の心のケアは悲嘆への対応を中心として展開してきた。悲嘆に関しては別書（南雲直二：今日(こんにち)の心のケア．荘道社，2014）に詳述したので，それを参照していただくことにして，本書では触れない。また，受傷後に発症する精神障害への対応も，標準的な精神科治療のほうが有効な場合が多く，本書では触

れない。ただし，うつ病に関しては，心のケアに携わる専門家は知っておかなければならない知識なので，第Ⅳ章に掲げておいた。

ちなみに，誰でも感じる日常生活のちょっとした喜びや楽しみ，あるいは悲しみ，あるいは腹立たしさや苛立ち，あるいは「へぇーっ」や「あっ」や「おやっ」といった感歎や驚きなどは，たしかに，一般的によく知られている心理であり，専門家は常に留意すべきものであるが，しかし，比較的持続するものではないので，本書では触れない。ただ，一言だけ触れておくと，そうした喜びや悲しみといった感情は受け止めること，すなわち，思いを酌むだけで十分である，ということである。例えば散歩の途中で，障害者が落ち葉を見て「きれいね」と言ったとき，介護にあたっている専門家は落ち葉に目を落として，「きれいですね」とか「ほんとうですね」などと相槌を打つだけでよいのである。念のために言っておくと，感情は受け止めなければならず，決して無視してはならない。

一方，比較的持続する心理のなかで，一般的にはあまり知られていないものが，先にあげた"戸惑い"であり，次に取りあげる"遠慮"と"もどかしさ"である。まずは遠慮から。

1）遠慮

遠慮は障害者に比較的共通に見られる心理である。なるほど，遠慮は，その性質のためか，戸惑いや悲嘆ほど目立つものではないが，それらと同じように（あるいはそれ以上に）持続する心理である。まずは，実例を見ていただくことにしよう。

> 「主人公はがん末期で訪問診療を受けている80歳の婦人である。肌の手入れには人一倍気を遣ってきた。洗顔は水でバシャバシャと洗い，けっしてお湯を使わない。そして，仕上げには，きまって，40年来使ってきた美容クリームを用いる。訪問診療が始まってから2か月ほど経った頃，婦人は洗面所に立つことができなくなり，肌の手入れも専門家（ただし，オリジナルでは専門職）に任せなければならなくなった。

ところが，専門家の誰一人として，婦人の"思い"を知ろうとはしなかった。専門家の一人は，濡れたタオルをチンして，体を拭いた後，「お顔もどうぞ」と温かいタオルを婦人に手渡したという。婦人はお礼を言い，そして，皆がいなくなった後，ようやく美容クリームを取り出したという。

（鶴岡優子：［語り手］ひっそり隠れたお気に入り　美容クリームさん．在宅医療モノ語り　第54話，週刊医学界新聞，第3096号；医学書院，2014．10．13）

　婦人は遠慮しているのである。ほんとうは「冷たいタオルで顔を拭って，美容クリームをたっぷりとつけてください」と言いたいのである。しかしそんなことは言わずに，むしろあべこべにお礼を言うのである。おそらく婦人は，お礼を言いながらも，「やっぱりね」とちょっぴり落胆しているに違いない。──これが遠慮である。そして，専門家の誰一人として，この遠慮に気づいていない。だから，こうしたケアをいくら続けても，婦人と専門家チームとの距離は縮まることがない。おそらく婦人は，いつもよそ行きの顔をして専門家を迎え，帰りの際には，ありきたりな感謝の言葉を言い続けるだろう。そして，遠くない将来，婦人は死を迎えることになるが，専門家の耳には婦人の感謝の言葉だけが残ることになる。ことによると，その専門家のなかから緩和ケアの仕事をしていてほんとうによかったなどと感動のあまりむせび泣きをする人が現れかねない。

　エラそうで，気が引けるが，あえて，この専門家チームの業務評価を言わせてもらえば，標準的なケアからは合格点をあげることができるが，残念ながら，2.5人称のケアからは不合格である。

　ちなみに，この例における2.5人称のケアとは，洗顔のために冷たいタオルを用意し，美容クリームのフタを取って「どうぞ」と手渡してあげることである。もちろん，さらに婦人の症状が進めば，冷たいタオルで顔を拭い，美容クリームをつけてあげることが必要になるが……。

　テマヒマから見ると，標準的なケアと比べても，2.5人称のケアにそれほど余分なテマヒマがかかるようには思えない。それに引き換え，2.5人称のケアを行えば，間違いなく，婦人は専門家チームの訪問を心待ちにするようになるだろう。そうして，婦人は専門家チームを笑顔で迎え，また，

心からの感謝の言葉で見送るに違いない。大事なのは、婦人の心に心待ちという希望をもたらすことである。それはがんの進行を止めるとか奇跡的な回復をもたらすとかいうような大きな希望ではないが、それでも婦人が今日一日を暮らしていくのになくてはならない希望である。

手前味噌でたいへん恐縮であるが、ここに2.5人称のケアの真髄を見ることができる。その真髄とは、それほど余分なテマヒマがかかるわけでもないわりには、障害者に何らかの"心の糧（先の例では希望）"をもたらすことができる、ということである。

話が先走った。元に戻す。

婦人は遠慮してほんとうの思いを伝えられないでいる。そこで専門家がなすべきは、婦人の遠慮に気づくことであり、遠慮を取り除くことである。ところが一筋縄ではいかない。──なぜか。

そもそも遠慮は、下位の者（障害者）が上位の者（専門家）に示す礼儀であると同時に、専門家への過度の依存（甘え）を自ら戒めるための心の働きでもあるからである。だから、（正しく）遠慮することができる人物は、立派な常識人であると同時に、矜持（自分への誇り）をもっている人物である、と言うことができる。あべこべに、遠慮することができない人は、常識が疑われ、また、自分すらもたない人だと見做されかねない。

では、どうすればよいか。いちばんいけないのは強引なやり方で取り除こうとすることである。たしかに、専門家は持ち前のパワーで遠慮を打ち砕くことができるが（もっとも、わざわざパワーを行使しなくても、というより通常のケアをしていれば、結果として、遠慮を打ち砕くことになる。専門家はそれだけのパワーをもっている）、安易にそうしてはいけない。というのは、それはしばしば矜持と抵触するからである。大袈裟な言い方をすれば、矜持を奪われたとか、自分を潰されたとか、そういった感じをもった場合（"もたされた"と言うべきか）、しばしば屈辱感をもつからである。そして屈辱感はしばしば専門家に対する敵意（リベンジ）としてカタチを変えて現れることがある。こうなってはせっかくのケアも台なしである。

問題は、専門家が自分のパワーを自覚していなかったり自覚が足りな

ったりすることである。繰り返しになるが，専門家は障害者よりも常に上位である。別な言い方をすれば，障害者から見れば，専門家は常に"権力者"である。だから，専門家の行うケアはすべてパワーの行使にほかならないわけである。専門家の多くがいまだに医療におけるパターナリズムのような価値観を引きずっているとは考えにくいが，とにかく専門家は自分の立場を自覚しなければならない。それもしっかりと自覚しなければならない。

なるほど，医療の現場では「患者さま」と呼ぶようになって久しいが，しかし，これで十分だと考えるのはオオマチガイである。いくら言葉遣いが丁寧であっても，振る舞いがそれに伴わなければ，丁寧な扱いを受けたという気にはならない。むしろあべこべに言葉遣いがぞんざいであっても，振る舞いの1つひとつが丁寧なものであれば，丁寧な扱いを受けたという満足感が残るものである。こうしたことがわからなければ，やはり自覚が足りない，と言わざるを得ない。

専門家が自分の立場をしっかり自覚するためには，相手を「○○さま」あるいは「○○さん」と呼ぶのみならず，"下手につくアプローチ"で振る舞ってほしいものである。こうして専門家が自らの言動によって，自分の立場を引き下げて障害者と対等に近づければ，遠慮も自然に融けて，その裏にあるほんとうの思いを酌むことができる。

最後に一言。

遠慮の最たるものは，外出を控えることである。その結果，いわゆる閉じこもりが生じる。なぜ，外出を控えるのか。私の調査結果によれば，その主要な要因は失禁の後始末であり，人手を煩わすことへの遠慮であった。しかも，後始末に対する負担感（遠慮）は，健常者（専門家を含む）にしてもらっても，家族にしてもらっても，あるいは同じ障害者にしてもらっても，ほとんど変わらなかった。そこで，在宅ケアに携わる専門家に言いたいのだが，閉じこもりが疑われる障害者には，そうした遠慮が働いているのかどうか，あるいは別の要因によるものかどうか，少なくともそうしたことに目を向けてほしいものである。

2）もどかしさ

　遠慮が障害者と専門家の両者が対等な対人関係に近づくにつれて次第に解消されていくのに対して，"もどかしさ"は学習（訓練）によって新たな行動が獲得されるまで持続する。私はこの過程を"心の型"の再建と呼ぶ。

　ちなみに，"心の型"の再建は，スポーツ選手や職人と同じで，道具の扱いに習熟することによってなされる。ゴルフでは，14本のクラブを上手に操ってボールを正確な位置に運べるようになるまで，クラブの扱いに習熟することが求められる。これと同じで例えば，切断や麻痺においては杖や義足や車イスといった"道具（補装具や福祉用具と呼ぶ）"の扱いに習熟し，できるかぎり人手を借りずに，そうした道具を操れることが求められている。ただ１つ違っているのは，障害者においては身体的制限がきわめて著しいということである。

　なるほど，まったく人手を借りることなしに，福祉用具を使いこなせるようになることは理想であるとしても，ほとんどすべての障害者にとっては，決して手の届くことのない理想にすぎない。ほとんどすべての障害者の心の型の再建には，大なり小なり"人手（人手を借りること）"が含まれている。それでも多くの障害者では再建が進むにつれて，"大なる"人手から"小なる"人手へと変化するものである。

　それはともかく，もどかしさとは，この"人手"の働きにかかわっている。例えば，リハビリ病棟に入院している障害者（患者）がナースコールを押す。別件で手が離せない看護師（専門家）は，要件の緊急性がないと判断して（ということは別件を優先させることにしたわけである），丁寧な口調で「ちょっと待っていてください」と言う。ここで多くの障害者は腹を立てる。それもたいへんな怒りとなることも稀ではない。

　この障害者の立腹の原因は"もどかしさ"にある。障害者の思いは，"人手（看護師）"が"自分の手"となって動いてほしいのである。その一方で，人手はあくまで人手であって，決して自分の手のように動くものではないことも重々承知している。このように，障害者は，常々，人手を自分の手

47

のように思いどおりに動かせないもどかしさを感じている。

　専門家はこうした思いを酌まなければならない。この例では，専門家が"障害者の手"になることである。もし，そうなることができれば，「待て」などという言葉が出るはずはない。それもそのはず，行動の最中に，自分の手が「待て」などと言おうものなら，とたんに何もできなくなってしまうではないか。とにかく「待て」は禁句である。その代わり，言葉としては，「すぐに行きます（参ります，お伺いします）」と言うべきである。それで思いを，十分，酌んだことになる。あとは思いに沿うことであるが，例えば，それは「すぐに」の許容時間を頭の中に入れておくことである。仮に，病室からナースステーションまでのその人の移動時間が15分くらいだとすると，許容時間は15分に見積もっておけばよい。つまり，別件を10分で片づけて，残りの５分で病室に駆けつければ，その人の思いに沿うことができることになる。

「ちょっと待って」と言って，もどかしさに火をつけるか，それとも「すぐに行きます」と言って，その人の思いを酌み，実際，その思いに沿うことによってもどかしさを手なずけるか，一見，言葉一つの問題のようであるが，両者におけるケアの質は雲泥の差である。

　ついでに言っておくと，言葉というものは，人間関係や行為と深くかかわっているものである。ふつう「待て」は上位の者が口にすることができる言葉であり，下位の者は口にすることが躊躇(ためら)われる言葉である。だとすると，「待って」と言える専門家は，障害者を下位に置いていることになる。また，「ちょっと」も意味深である。ほとんど「ちょっと」は「ちょっと」であった例はなく，ふつう「ちょっと待って」とは「だいぶ待って」という意味である。――それはともかく，先の例の続きを１つ。

　よくあることだが，悪いことは重なるもので，別件に30分以上かかってしまうこともある。そんなときはひたすら詫びを入れるべきであるが，一度や二度のことであれば，案外，障害者は寛大なものである。とくにそれまでの人間関係が障害者をたてる方向のもの（"下手につくアプローチ"のこと）であれば，なおさらの寛大さが期待できる。

最後に一言。

私の好きな謡曲に「人一日一夜経るにだに八億四千の思いあり」（「求塚」）^{#5}というのがある。これがふつうであるか過剰であるかは別にして，人の思いというものはめまぐるしく変わるものであるらしい。

 #5 観阿弥，世阿弥親子の合作といわれる。原作となったのは，万葉集に収められている高橋虫麻呂の長歌である。芦屋の菟原処女が2人の男に同時に愛され，葛藤に苦しんで自殺するという歌物語。

それに比べると，障害者の思いは，受傷後，間もなければ間もないほど，たしかに限られたものとなるが，それでも多様である。本書では，戸惑い，遠慮，もどかしさを取りあげたが，それらはほんの一部にすぎない。このことはくれぐれも忘れないでほしい。あくまでも本書のねらいは，思いの一覧表といったものをつくることではない。思いの酌み方の1つの手法（"下手につくアプローチ"）を説くことである。この手法によって，専門家は，多様で個性的な人々の思いを酌むことの喜びをぜひ味わってほしい。

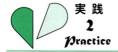 実践 2 Practice アドバンスト・コース

 1. 期待（マインド・コントロール!?）

　専門家が日々のケアのなかに障害者のいくつかの思いを"組み込むこと（思いを酌み，その思いに沿うこと）"ができてきて，それと並行して，障害者の専門家に対する信頼感もよりいっそう確固としたものになってくると，障害者はその専門家のケアを心待ちにするようになる。前にも触れたように，心待ちは，次回とか明日以降といった未来に属するもので，一種の希望と言ってよい。

　読者のなかにはこれで十分だと考える人がいるかもしれない。たしかに，ささやかとはいえ，心待ちという前向きの気持ちをもたらしたのである。十分だと考えてもおかしくはない。

　しかし，読者のなかには「おやっ」と思う人もいるはずである。
「これで 2.5 人称のケアと言えるのだろうか……」
「2.5 人称のケアとは，お互いが相手の思いを酌みその思いに沿って行動することではなかったのか，専門家が障害者の思いを酌みそれに沿うだけでは片方だけではないのか，もう片方の障害者が専門家の思いを酌み，それに沿うほうはなくてもよいのか……」

　こう考えてくれる読者が大勢いてほしいと思う。そして，ほんとうの意味での 2.5 人称のケアを日々の実践に取り入れてほしいと思う。しかし，その一方で，「"やりすぎ"かな」とも思う。

　――私のこの揺れる心が"アドバンスト・コース"などと名付けさせたようである。私の思いはこうである。
「ベーシック・コースはすべての専門家に習得してもらいたいが，しかし，アドバンスト・コースは，心のケアを本気で実践したいと願う（おそらく）少数の専門家に習得してもらえばそれで十分である」

　それというのも，アドバンスト・コースに進めるか否かは，相性を別に

すれば，専門家がベーシック・コースをどれだけ本気で行ったかという"本気の度合い"が決めているようだからである。「ようだから」とは，ずいぶん頼りない言い方であるが，私には"本気の度合い"しか思いつかないのだから仕方がない。

　手元の辞書によれば，本気とは「真剣な気持ち」のことだという。真剣とは本物の刀のことで，例えば真剣勝負とは，木刀や竹刀ではなく，真剣を用いて行う勝負のことである。昔の人は，こうした真剣で臨むときの気構えを「真剣な気持ち」といい，本気といったのであろう。お互いに，不可逆的な損傷（ときには致死）が避けられないといった覚悟のことであろうが，今の私たちには，まったく持つ必要のないものである。

　よく本気のケアを強調するために，ケアに臨む際に真剣勝負だなどと言うことがある。もちろん，この場合の真剣勝負とは，相手（障害者）に致命的な損傷を与えることではなく，まったくその逆で，全身全霊を込めて（ちょっと大袈裟か），相手に行き届いたケアをすることである。では，行き届くとは，いったいどこに届けばよいのか。それは相手の心にほかならない。要するに，相手の思いをしっかりと酌み，その思いにしっかり沿うことである。

　"本気の度合い"とは，どれだけ相手の思いを酌むことができるか，また，どれだけその思いに沿うことができるかにかかっている。すなわち，相手の思いを酌むことがなければ"本気度０％"と判断され，また，相手の思いを酌んではいるがその思いに沿うことがなければ"本気度50％"と判断され，あるいは，相手の思いを酌みその思いに沿うことができれば"本気度100％"と判断されることになる。念のために言っておくと，この判断は相手すなわち障害者がするものである。専門家がするものではない。

　さて，専門家のケアが行き届いたものになると，障害者のほうも相手（専門家）の思いを酌み，その思いに沿うようになるものである。例えば，ちょっとしたことでもナースコールを押していた人が，ほんとうに緊急な場合に限定していくようになるとか，遅れても腹を立てるどころか，あべこべに来てくれたことを心から感謝するようになる。あるいは，文句ばかり言っていた人が，担当の専門家には笑顔を向けるようになり，ときには「先

生もたいへんですね」などと同情や労（いた）わりさえも口にするようになる。あるいは「またジョクソウをつくってしまって，すいません」などと心底詫びるようになる。

　いずれも，障害者のほうが専門家の思いを酌み，その思いに沿おうとする"兆（きざ）し"の現れである[*21]。専門家はこの兆しを見逃してはならない。そして，専門家は兆しに気づいたら，すかさず，今度は自分の思いを相手（障害者）に伝えなければならない。専門家の思いのなかでもとりわけ重要なのが期待である。専門家の期待であるから，その中身は，必ず障害者の手の届くものでなければならず，また，そのためには，裏付けとなる証拠（データでも経験でもどちらでもよい）があるものでなければならない。

　期待は，例えば，回復期や維持期の場合，その多くは"のびしろ"にかかわるものである。のびしろとは，"ワザ"[*22]をどの程度身につけることができるかといった個人の能力のことを指すのが一般的であるが，ここでは心の側面に重きを置いているので，"ヤル気"のことを指している。ヤル気は，また，こう言ってもよい。すなわち「やれそうだ」という気持ちである。

意義
　[*21] 大田仁史先生は，患者のほうから自分の身体に触ってくるようになるのを「兆し」として大切にしている。
　[*22] 技能とも。私の言葉では"心の型"のこと。

　実例を1つ。

　大田仁史先生は，プログラムも終わりに近づいて，患者に退院を促すとき，穏やかな口調で「（病院といったあまりに整った環境では）もう甘くなったでしょう。お家に帰ってやられたらどうですか」と切り出すのだという。そうすると，患者の多くは晴れやかな顔で「はい，そうします」と答えるという。患者は「やれそうだ」という気持ちになっているのである。大事なことである。こうした気持ちがあればこそ何事にも努力することができるからである。そして，患者からそうした気持ちを引き出したのが，ほかでもない"大田先生の期待"なのである。

　一方，終末期では，"のびしろ"への期待はかなり限られてくる。その

代わり，今日1日，あるいは今の1時間を，できるかぎり穏やかな気持ちで過ごしてほしい，などという期待になるかもしれない。なるほど，こうした期待は，専門家にとって都合がよすぎると言えなくもない。

　しかし，終末期における期待というのはそれでよいのだろう。死を前にして，四六時中，穏やかな気持ちでいてほしいと言っているのではない。せめて，専門家がケアしている時間だけは，穏やかな気持ちでいてほしいと言っているのである。この意味では，期待は専門家の都合のよい方向へのマインド・コントロールだと言えなくはない。

　期待にはこうした側面があることを専門家は片時も忘れてはならない。そうして，その期待が障害者のためのものであるかどうか，必ず反省してみる必要がある。

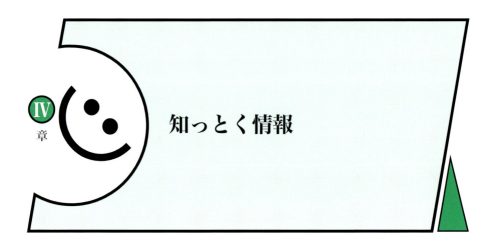

IV章 知っとく情報

]]A うつ病

　心のケアの専門家（本書のケアを実践しようとしている人）は，いくつかの精神障害の診断と治療についての一通りの知識を，ケアの実践を通して，追々，身につけていくことが望ましい。なかでもうつ病[*23]についてはもっとも身につけてほしいものの1つである。なお，うつ病に関する以下の知見は，主に，外傷性脊髄損傷を対象とした私の経験に基づいたものである。したがって，学問的には以下の知見を脳卒中などの他の障害に当てはめることはしてはいけないことであるが，この分野の学問の発展を願って，あえて大胆なスペキュレーションを行っている。あらかじめお断りしておく。

意義　　＊23 本書でのうつ病は，主にDSM-5の抑うつ障害群のことである。

　さて，うつ病は，障害の受傷時期との関連から，
　　①受傷以前の発症（これを既往と呼ぶ）
　　②受傷直後から半年以内の発症（これを早発性と呼ぶ）
　　③受傷後半年以降の発症（これを遅発性と呼ぶ）

の 3 種類に大別することができる (なお,「半年」は 1 つの目安として受け取ってもらいたい)。

1) 既往としてのうつ病

注意してほしいのは,
　①大うつ病性障害
　②統合失調症・統合失調感情障害
　③周産期発症の大うつ病性障害
の 3 つである。

　いずれも外傷性脊髄損傷の原因をなしていることが少なくない。つまり,飛び降りなどの自殺企図によって, 一命は取り留めたものの, 打ちどころが悪く, 脊髄損傷を負ったというものである。

　かつて私は, 転落によるものには, 時間をたっぷりかけて, 詳細な聴取を行うことを常としていた。自殺企図が疑われるものでは, そうした企図を隠す人がほとんどで[*24], また, そういう人では, 納得のいかない説明が多かったり (とはいえ, 私はいつも納得した顔をして, 疑っている様子などおくびにも出さなかったが……), 説明するときの表情が険しかったり, あるいは, 説明もひどく短くすませたりした。

　大うつ病性障害や統合失調症・統合失調感情障害では反復するものが少なくなく, 症状が増悪すると, 必ず再び自殺を繰り返し, そのうちの10人に 1 人は既遂に終わると言われている。

　ただ, 周産期発症の大うつ病性障害は, 次の子を出産しないためか, 再び自殺を繰り返した例を私は知らない。ちなみに, 周産期発症の大うつ病性障害は, 経産婦がかかるもので, 私の経験では, 産後 1 年前後に自殺未遂した人が多い。

意 義　　*24 隠す理由もいろいろであるが, 生命保険の加入もその 1 つである。

2) 早発性うつ病

外傷性脊髄損傷における早発性うつ病の成因の1つはせん妄である[*25]。高位の脊髄損傷（第6頸髄損傷以上）では，受傷後の比較的早期に，せん妄をきたすことが少なくない。なかでも，せん妄が数日間続くようなものでは（後日，健忘となってせん妄期間中のことは記憶に残らない），せん妄が治まった後に，抑うつ状態（もしくは心的外傷後ストレス障害[*26]）に移行する。これがせん妄後うつ病である。私の経験では，その多くは比較的軽度のうつ状態であり，数か月で自然に回復する。

もう1つはうつ病の合併（脊髄損傷との関連性はそれほど高いものではなく，おそらく偶々受傷時期が重なったのであろう）であるが，私の経験では，このタイプのものは稀である。ちなみに，脳卒中では，血管性うつ病や通過症候群が今でも有力な仮説であるが，それらはいずれも外傷性脊髄損傷におけるせん妄後うつ病と似たような発症機序を想定してもおかしくないと考えている。

意 義
> [*25] このことから，私の言う早発性うつ病はDSM-5の「他の医学的疾患による抑うつ障害」に該当する。
> [*26] DSM-5によれば，危うく死ぬ，重症を負う，性的暴力を受けるなどの出来事を直接体験するか，目撃するなどしたため，その記憶に，反復的，不随意的，侵入的に苦しめられる精神疾患である。

3) 遅発性うつ病

外傷性脊髄損傷における遅発性うつ病の1つは，慢性に経過する軽症のものであり，その成因の1つは薬物の長期連用である[*27]。

私の見い出した薬物はベンゾジアゼピン系の睡眠導入薬（ハルシオン®）と筋弛緩薬（ダントリウム®）である。いずれも服薬を中止することで症状は軽快した。ダントリウムには依存性はなかったが，ハルシオンには依存性があり，ハルシオンの中止に伴って，強い「禁断症状」を呈した。

もう1つの成因は「慢性疼痛（中心性疼痛）」であるが，疼痛そのものに随伴するものか，あるいは鎮痛薬（疼痛患者のほとんどは鎮痛薬を長期連用している）の長期連用によるものか，結論には至っていない[*28]。

いずれの成因によるものでも，慢性に経過する軽症タイプのうつ病は，怠け者であるとの烙印を押されるか，もしくは一昔前であれば，「障害受容ができていない」などとされるなど，病気としての正当な扱いを受けてこなかった。今ではそんなことはないと思うが，それでも念のために付け加えておいた。

意義

[*27] このタイプのものは DSM-5 の「物質・医薬品誘発性抑うつ障害」に該当する。
[*28] そのため，疼痛そのものに随伴するのであれば DSM-5 の「他の医学的疾患による抑うつ障害」に該当し，また，鎮痛薬の長期連用によるものであれば「物質・医薬品誘発性抑うつ障害」に該当するが，特定不能である。

遅発性うつ病のもう1つは，大うつ病性障害の再燃や統合失調症・統合失調感情障害の増悪によるものである。既往の項でも触れたように，大うつ病性障害の再燃や統合失調症・統合失調感情障害の発症中に飛び降りなどによって脊髄損傷を負った人は，さまざまな理由から自殺未遂を隠そうとする傾向が強いため，大うつ病性障害の再燃や統合失調症・統合失調感情障害は未診断・未治療のまま放置されることになり[*29]，それらがいつ再燃ないし増悪してもおかしくはないし，また，それらの再燃・増悪も防ぎようがない。そして，再燃・増悪した場合，再度，自殺を企図し，今度は確実な方法を用いるため既遂に終わることが多い。

では，ケアの実践中にそうした既往歴が発覚した場合，担当の専門家は何をどうしたらよいのか。いちばんやってはいけないことは，精神科の受診を勧めることである。私の経験では，そういう人の多くは精神科の受診をひどく嫌がっており，専門家がいくら口をすっぱくしても，精神科に足を向けさせるのは困難である。そればかりか，厄介払いでもされたような気になって，それまでせっかく築きあげてきた人間関係を台なしにしてしまう恐れが多分にある。いちばんのおススメは，余計なことをせずに，2.5人称のケアをアドバンスト・コースまで実践することである。そして，

専門家の思いとして，精神科受診を酌み取ってもらい，実際に受診してもらうことである。

意義 *29 私の経験では，精神科を受診することをひどく嫌がる人は決して少なくない。安易に精神科の受診を勧めることは無効なばかりか，それまでせっかく築きあげてきた人間関係を台なしにしてしまう恐れが多分にある。

4）悲嘆への対応

悲嘆とは喪失感のことで，中途障害（物ごころがつく年齢以前は除く）のほとんどの人が感じるものであり（この意味では悲嘆を感じるほうが自然で正常である），うつ病とは似て非なるものである。したがって，いちばん大事なことはうつ病との鑑別であり，うつ病を除いた残りの大半が悲嘆だと考えて差し支えない〔うつ病の診断基準を表（62ページ付録参照）に掲げたので参考にしてほしい〕。

悲嘆への対応として，専門家がいちばんやってはいけないことは，「障害受容（価値転換）」だとか「悲哀の仕事」だとか，今日（こんにち）では否定されつつある手法を無理強いすることである。なお，この間の事情については，前著『今日（こんにち）の心のケア』（荘道社，2014）に詳しいので参照していただければ幸いである。

逆に，いちばんのおススメは，繰り返しになるが，とにかく余計なことをせずに，2.5人称のケアをベーシック・コースまで実践することである。

B ピア・サポート

ピア・サポートとは，仲間同士の助けあいのことである。全国組織をもつ障害者団体の中で行われるものもあれば，同じ施設の中で偶々出会った障害者同士が助けあうものまで，じつにさまざまなタイプのものがある。私は，一応，ピア・サポートを心のケアのもっとも有効な集団療法の1つに位置づけているが，しかし，本来的には，心のケアに止まるものではな

く，障害者の生活全般を支え得る潜在能力をもつものであろう。多くの専門家が，何らかのかたちでピア・サポートの組織と積極的にかかわってくれることを願うものである。そこで，ピア・サポートの特徴などについて，多少，触れておきたい。

1）同病相哀れむ

　ピア・サポートが心のケアにおいてもっとも有効な方法である理由は，「同病相哀れむ」の心情によって，まさに痒いところに手が届くようなケアを提供しあえるからである。同じ障害をもつがゆえに，仲間が戸惑いやもどかしさや無力感にさいなまれている場面を目の当たりにしたとき，なぜ戸惑っているのか，また，どう助け船を出せば戸惑いから抜け出させることができるのか，それらのことがたちどころにわかってしまい，そして，次の瞬間には，助け船を出している自分に気づくのである。

　ここまで書いてきて，私自身，ふと，気づいたことがある。ピア・サポートにおける「同病相哀れむ」の心情は，感情というよりもむしろ衝動に属するものではないか，ということである。私の分類によれば，感情とは好き・嫌いというように反対のものがある心情のことで，その主な機能はコミュニケーションである。一方，衝動とは，例えば痛みのように反対のものがない心情のことで，その主な機能は行動の駆動である。痛みについて言えば，痛みは痛みが起きないような行動（すなわち不動や安静といった行動）を駆動させるものである。ちなみに不安や恐怖も反対のものがないので衝動ということになる。

　ピア・サポートにおける「同病相哀れむ」の心情が衝動であるとすれば，それが誘発されたときにはすでに"助け船を出す"といった行動が準備されていることになる。

　そういえば，昔むかしの話であるが，「十五年戦争」[#6]のとき，南方へ食糧やら油やら医薬品などを輸送した戦時徴用船が数百隻も撃沈されたのであるが，救命ボートで助かった船員（民間人）は，漂流している人は誰でも，つまり敵味方の区別なく，救助したという。おそらく救助にあたった

船員には，漂流する人を目の当たりにして，「同病相哀れむ」の心情が発動され，漂流する人は誰でも救助せずにはいられなかったのであろう。

#6 1931年（昭和6年）の満州事変から1945年（昭和20年）のポツダム宣言受諾による太平洋戦争（太平洋以外の地域も含む，大東亜戦争）の終結に至るまでの約15年間弱にわたる紛争状態と戦争を，総称した呼称である。日本の先の戦争を，原因から結果まで総じて論じることが可能であるため，学者・有識者などによって便宜利用される。しかし途中に非戦争状態の時期がある不連続性（満州事変の終結，上海事変の勃発と終結，日中戦争の開始）という問題と，歴史学・政治学でしばしば用いられるような一定の観点に基づく概念にすぎないため，1つの戦争であるとの誤解を招くことから，現在学校教育ではこの語は用いられない。〔Wikipedia〕

一方，障害をもたない専門家は，それゆえに，戸惑いにさいなまれている障害者を目の当たりにしても，「同病相哀れむ」の心情が発動されることはない。そのため，なぜ戸惑っているのかさっぱりわからず（ときには，戸惑いさえも気づかずに），また，どう助け船を出せばよいのか見当もつかないまま，時間ばかりが空しく経過する。しかしながら，私に言わせれば，こうした専門家は良心的なほうで，そうでない（つまり，言い方は悪いが，"性質の悪い"）専門家は，わけ知り顔で，共感の意を表す。共感とは感情に属するもので，先にも触れたように，コミュニケーションのためのものであるが，戸惑いの意味がわかっていないのだから，知ったかぶりのコミュニケーションになる。こうした場合，しばしば，障害者は，「わかりっこないのに」と心の中でつぶやきながら，ゆっくりと専門家から顔をそむけることになる。

2）援助する人がもっとも援助を受ける

ふつう障害者は援助を受ける側にある。しかし，ピア・サポートにおいては援助をする側に立つことがある。例えば，隣の仲間がイスから立ちあがろうとして，バランスを崩したとき，とっさに自分の手を伸ばして相手の腕をつかむ（というよりも"不意に自分の手が伸びて相手の腕をつかんでいる"と言うべきか），というのがそれある。この場合，仮に相手の転倒

IV章 知っとく情報

を防ぐことができたとすると，手は，その瞬間に，もちろん心の中で，"援助される手"から"援助の手"へと変わるに違いない。よく障害者が口にする「目からウロコが落ちた」瞬間である。こうした瞬間は，専門家が「あなたは役に立つ存在ですよ」などと百回も千回も言う以上に大切なものである。この意味で，「援助する人がもっとも援助を受ける」というのが命題として成り立つのである。

ちなみに「援助する人がもっとも援助を受ける」というのは米国の社会福祉学者フランク・リースマンが提唱したもので，ピア・サポートにおける「ヘルパー・セラピー原理」である#7。

my辞書　#7　アラン・ガートナー，フランク・リースマン(著)，久保紘章(訳)：セルフ・ヘルプ・グループの理論と実際，川島書店，1985

ところで，2.5人称のケアについて，ピア・サポートのものと対比させながら，私の願いといったものを書き留めておきたい。

言うまでもないことだが，専門家が行うケアは仕事である。だから，心のケアを精神科医や臨床心理士などの専門家に任せれば，それは心のケアの専門家の仕事となる。ところが，2.5人称のケアは，心のケアの専門家が仕事として行うものではなく，それ以外のすべての専門家が，それぞれの仕事であるケアに"＋α（プラス・アルファ）"するものとして行うものである。そして，私は，この"＋α"の行動を支えるのが"情け"であってほしいと考えているのである。

情けとは，「情けをかける」ことである。手元の辞書によれば，「かわいそうだと思って，いたわる」ことだとされるが，誤解のないように付け加えておくと，「かわいそうだと思う」心情は，必ずしも「上から目線」を意味するものではない。もっと悪い状態にある人が，悪い状態に陥った人に対して，「情けをかける」こともあり得るし，また，実際，しばしばある。とはいえ，前にも触れたように，障害者から見れば，専門家はすべて自分よりも上位にあるように見えるので，専門家たるもの自分の言動については常に細心の注意を払っておかなければならない。

なるほど，2.5人称のケアなどは，障害者の「同病相哀れむ」の心情に発

するケアにはるかに及ぶものではないが,しかし,2.5人称のケアが"情け由来(「情けをかける」ことに発する)"であるかぎり,決して笑ってはいけないものである。実際,"仕事由来"に比べれば,"情け由来"のケアは,より良質のものであると言うことができる。というのは,「情けをかける」ことは他人や社会に信頼を置くことであり[*30],そして,その限りにおいて,"「共助」の精神(＝真の利他主義)"に基づくケアと言うことができるからである。

意義

*30 「情けは人のためならず」ということである。他人に情けをかけることはめぐりめぐって自分に還ってくるということであり,それは,とりもなおさず,他人や社会に対して,他人や社会というものはそういうものであるといった信頼を置くことにほかならない。

　最後に,もう1つ知っておいていただきたいものがある。

　それは,心のケアのもう1つの集団療法である"実践の共同体"である。ピア・サポートが"心のケア(もしくは癒し)"に優れた効果を発揮するものであるのに対して,実践の共同体は"心の育ち"に効果をもつものである。本書では紙数の関係で取りあげることはできないが,他書〔南雲直二(監),平川政利,他(著):重度障害者の職業的リハビリテーション入門.荘道社,2010〕に詳述したので,一読していただければ幸いである。

C 付 録 [#8]

■**大うつ病性障害**■

A. 以下の症状のうち5つ(またはそれ以上)が同じ2週間の間に存在し,病前の機能からの変化を起こしている。これらの症状のうち少なくとも1つは,「(1)抑うつ気分」,または「(2)興

味または喜びの喪失」である。

　→明らかに他の医学的疾患に起因する症状は含まない。

(1) その人自身の言葉（例：悲しみ，空虚感，または絶望感を感じる）か，他者の観察（例：涙を流しているように見える）によって示される。ほとんど１日中，ほとんど毎日の抑うつ気分。

　　→子どもや青年では易怒的な気分もありうる。

(2) ほとんど１日中，ほとんど毎日の，すべての，またはほとんどすべての活動における興味または喜びの著しい減退（その人の説明，または他者の観察によって示される）。

(3) 食事療法をしていないのに，有意の体重減少，または体重増加（例：１か月で体重の５％以上の変化），またはほとんど毎日の食欲の減退または増加。

　　→子どもの場合，期待される体重の増加が見られないことも考慮せよ。

(4) ほとんど毎日の不眠または過眠。

(5) ほとんど毎日の精神運動焦燥または制止（他者によって観察可能で，ただ単に落ち着きがないとか，のろくなったという主観的感覚ではないもの）。

(6) ほとんど毎日の疲労感，または気力の減退。

(7) ほとんど毎日の無価値感，または過剰であるか不適切な罪責感（妄想的であることもある。単に自分をとがめること，または病気になったことに対する罪悪感ではない）。

(8) 思考力や集中力の減退，または決断困難がほとんど毎日認められる（その人自身の言葉による，または他者によって観察される）。

(9) 死についての反復思考（死の恐怖だけではない），特別な計画はないが反復的な自殺念慮，または自殺企図，または自殺するためのはっきりとした計画。

B．その症状は，臨床的に意味のある苦痛，または社会的，職業的，または他の重要な領域における機能の障害を引き起こしている。

C．そのエピソードは物質の生理学的作用，または他の医学的疾患によるものではない。

D．抑うつエピソードは，統合失調感情障害，統合失調症，統合失調様障害，妄想性障害，または他の特定および特定不能の統合失調スペクトラム障害および他の精神病性障害によってはうまく説明されない。

E．躁病エピソード，または軽躁病エピソードが存在したことがない。

my辞書

#8 日本精神神経学会（日本語版用語監修），高橋三郎，大野 裕（監訳），染矢俊幸，神庭重信，他（訳）：DSM-5 精神疾患の診断・統計マニュアル．医学書院，2014

●著者紹介

南雲直二（なぐも なおじ）

1950年，東京都に生まれる。東北大学大学院教育学研究科博士課程退学，博士（教育学）。日本学術振興会奨励研究員，長野大学産業社会学部専任講師を経て，国立障害者リハビリテーションセンター研究所障害福祉研究部心理実験研究室長。2010年3月に退職。現在は，講演・執筆を中心に活動中。

専門はリハビリテーション心理学，障害児教育方法論。脊髄損傷など中途障害者の心理とその援助に関する研究を行う。

論文は，「外傷性頚髄損傷患者におけるせん妄とその危険因子」「脊髄損傷における心的外傷の諸相と援助に関する研究」「障害受容再考Ⅰ,Ⅱ,Ⅲ」「外傷性脊髄損傷患者の遅発性抑うつ状態の追跡的研究」（第4回総合リハビリテーション賞受賞）など。

著書は，『障害受容―意味論からの問い』『社会受容―障害受容の本質』『リハビリテーション心理学入門』『エッセンシャル・リハビリテーション心理学』『重度障害者の職業リハビリテーション入門』『今日の心のケア』（以上，荘道社），「脊髄損傷患者」渡辺俊之，他編，『リハビリテーション患者の心理とケア』（医学書院）他多数。

誰でもできる心のケア
リハビリテーション心理学からのアプローチ

2015年2月20日 第1版第1刷発行 ⓒ

著　者　南雲直二
発行者　佐藤荘介
発行所　株式会社　荘道社
　　　　〒102-0072　東京都千代田区飯田橋1-7-10
　　　　電話 03-3222-5315　FAX 03-3222-1577
　　　　http://www.soudousha.co.jp/
印刷・製本　三報社印刷 株式会社
表紙・本扉デザイン　株式会社 デザインコンビビア

乱丁・落丁本はお取替えいたします。　　Printed in Japan
無断転載禁　　　　　　　　　　　　　ISBN978-4-908167-01-0

|JCOPY| 〈(社)出版者著作権管理機構　委託出版物〉

本書の無断複写は著作権法上での例外を除き禁じられています．複写される場合は，そのつど事前に，(社)出版者著作権管理機構（電話 03-3513-6969, FAX 03-3513-6979, e-mail : info@jcopy.or.jp）の許諾を得てください．

誰もが身につけておきたい心のケアのノウハウをわかりやすく解説！

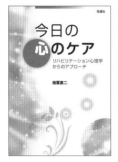

今日（こんにち）の心のケア
リハビリテーション心理学からのアプローチ

～目次～
第Ⅰ章 リハビリテーション心理学
第Ⅱ章 心の回復――3つのモデル
第Ⅲ章 受容モデル
第Ⅳ章 悲嘆モデル
第Ⅴ章 喪失モデル
第Ⅵ章 もう1つの心の苦しみ――家族
第Ⅶ章 活動――心を育てる
第Ⅷ章 心を伝える

- ●著者／南雲直二
- ●A5判／48頁
- ●定価／本体550円＋税

心のケアは誰にとっても必要なものであり，病気やけがで苦しむ人々，人間関係に悩んでいる人々，さらにはこうした人々を抱えている家族など多くの人が必要としています。それゆえ，心のケアについてのノウハウは誰もが身につけておくべきものです。
本書は，障害という大きな後遺症をおった人々の心のケアのノウハウについてわかりやすく解説しています。本書をフルに活用して心のケアの方法論を体系的にを学び，ぜひ実践に役立てていただきたい1冊です。

障害受容
意味論からの問い

- ●監修／大田仁史 ●著者／南雲直二
- ●A5判／184頁
- ●定価／本体1,500円＋税

～目次より～
第Ⅰ章 障害の意味
第Ⅱ章 心の救済に向けて
第Ⅲ章 障害受容がめざしたもの
第Ⅳ章 障害受容パラダイムのほころび
第Ⅴ章 心的外傷論
第Ⅵ章 他者とのもう1つの対話
第Ⅶ章 仲間とともに
終　章 対話の可能性と限界
　　　――結論
・用語解説

本書は，障害の意味を自己了解性と相互了解性の両面から見直すもので，従来の「障害受容」を越えて，障害受容の意味を問い，その問題を解き明かしています。
リハビリテーションは，障害受容へ向けた1つの援助ではなかったのか？

リハビリテーション心理学入門
人間性の回復をめざして

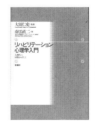

- ●監修／大田仁史
- ●著者／南雲直二
- ●B5判／100頁
- ●定価／本体1,600円＋税

障害をおった後の心の苦しみをどう緩和するか？　その方法論がリハビリテーション心理学です。本書は，その入門書として，さまざまなケースを提示しながら，障害者の心の苦しみをわかりやすく解説しています。この1冊で，「リハビリテーション心理学の歴史」「2つの心の苦しみ」「障害受容」「緩和」について，重要なポイントが理解でき，かなりの知識が得られます。